U0056615

跟著
可愛角色
學習

遠離細菌、病毒、真菌，
避免感染，保護自己！

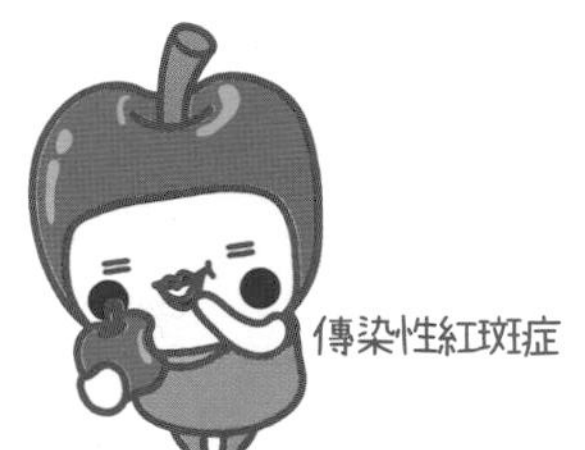

對抗病毒小圖鑑

監修：岡田晴恵 白鷗大學教育學系教授
插畫：いとうみつる 譯者：龔亭芬

MERS
登革熱
流行性感冒
諾羅病毒感染症
頭蝨
流行性腮腺炎

瑞昇文化

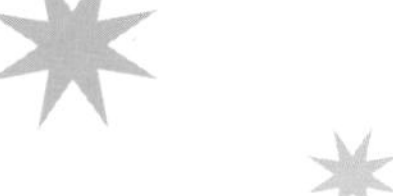

前　言

大家是否曾經因為感冒、肚子痛而感到難受或痛苦呢？其實大多數引起症狀的疾病都是一些非常小的微小生物跑進人體內引發「感染症」所致。

引發這些疾病的小生物稱為「病原體」，包含我們稱為「微生物」的病毒、細菌、真菌、寄生蟲等。一種病原體引發一種疾病，但每種病原體進入體內的方法都不盡相同。感染症是一種會傳染給他人的疾病，病原體主要經由人類或動物等媒介傳染給另外一個人，並在學校、公司、家裡等場所釀成大流行。

在這本書中，即將有許多病原體陸續登場，雖然他們平時都是些肉眼看不見的微小生物，但這次他們變身成特殊角色出現在大家面前，讓大家用肉眼就能看得一清二楚。除此之外，這些病原體不僅會自我介紹，

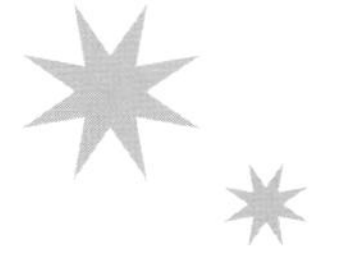

還會將自己造成的疾病一五一十交代清楚。

病原體進入人類體內後引發疾病，這是他們為了生存而迫於無奈想出來的方法，其實他們並沒有惡意。所以在這本書中，他們將偷偷告訴大家一些如何保護自己不被傳染的防範方式，以及不小心感染後該如何處理的的治療方法。

請大家有耐心的看完這本書，從中了解每年釀成大流行的疾病、近年來蔚為話題的疾病，並且學習如何保護自己，免受這些病原體的攻擊。

另一方面，希望大家每天都要保持朝氣蓬勃的精神，努力唸書，努力運動！

白鷗大學教育學部教授 岡田晴惠

＊本書內容依據2015年12月前蒐集的資訊彙整而成。

目 次

本書的使用方法

在這本書中，引起感染症的病原體化身成各種造形的角色人物，親自上場為大家講解病原體引起的疾病症狀、感染途徑，以及預防與治療方法。

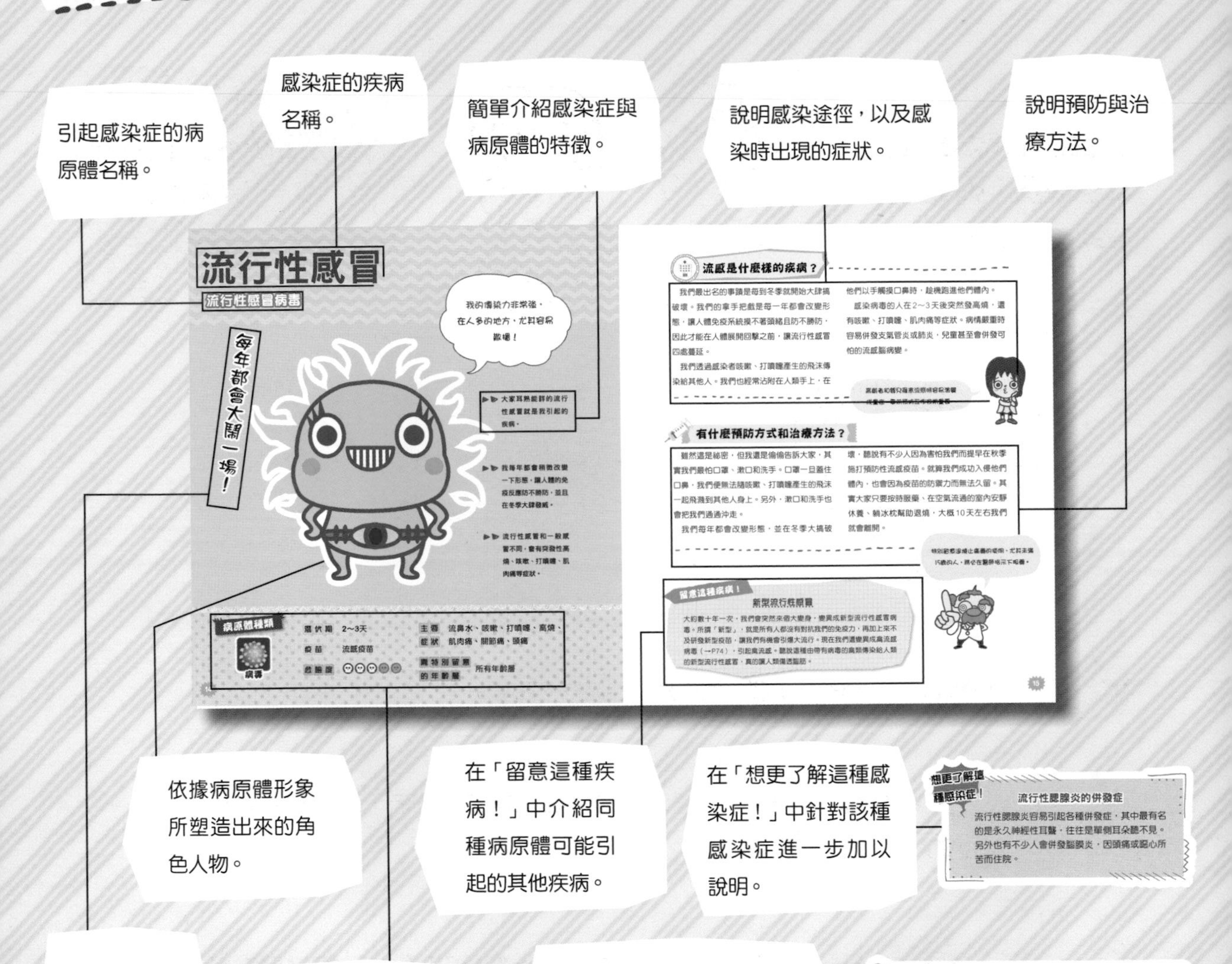

流行性感冒
流行性感冒病毒
我的傳染力非常強，在人多的地方，尤其容易撒場！
每年都會大鬧一場！
▶▶ 大家耳熟能詳的流行性感冒就是我引起的疾病。
▶▶ 我每年都會稍微改變一下形態，讓人體的免疫反應防不勝防，並且在冬季大肆發威。
▶▶ 流行性感冒和一般感冒不同，會有突發性高燒、咳嗽、打噴嚏、肌肉痛等症狀。
病原體種類
病毒
潛伏期 2～3天
疫苗 流感疫苗
危險度
主要症狀 流鼻水、咳嗽、打噴嚏、高燒、肌肉痛、關節痛、頭痛
需特別留意的年齡層 所有年齡層
流感是什麼樣的疾病？
我們最出名的事蹟是每到冬季就開始大肆搞破壞。我們的拿手把戲是每一年都會改變形態，讓人體免疫系統摸不著頭緒且防不勝防，因此才能在人體展開回擊之前，讓流行性感冒四處蔓延。
我們透過感染者咳嗽、打噴嚏產生的飛沫傳染給其他人。我們也經常沾附在人類手上，在他們以手觸摸口鼻時，趁機跑進他們體內。
感染病毒的人在2～3天後突然發高燒，還有咳嗽、打噴嚏、肌肉痛等症狀。病情嚴重時容易併發支氣管炎或肺炎，兒童甚至會併發可怕的流感腦病變。
有什麼預防方式和治療方法？
雖然這是祕密，但我還是偷偷告訴大家，其實我們最怕口罩、漱口和洗手。口罩一旦蓋住口鼻，我們便無法隨咳嗽、打噴嚏產生的飛沫一起飛濺到其他人身上。另外，漱口和洗手也會把我們通通沖走。
我們每年都會改變形態，並在冬季大搞破壞，聽說有不少人因為害怕我們而提早在秋季施打預防性流感疫苗。就算我們成功入侵他們體內，也會因為疫苗的防禦力而無法久留。其實大家只要按時服藥、在空氣流通的室內安靜休養、躺冰枕幫助退燒，大概10天左右我們就會離開。
留意這種疾病！
新型流行性感冒
大約數十年一次，我們會突然來個大變身，變異成新型流行性感冒病毒。所謂「新型」，就是所有人都沒有對抗我們的免疫力，再加上來不及研發新型疫苗，讓我們有機會引爆大流行。現在我們還變異成禽流感病毒（→P74），引起禽流感。聽說這種由帶有病毒的禽類傳染給人類的新型流行性感冒，真的讓人類傷透腦筋。
想更了解這種感染症！
流行性腮腺炎的併發症
流行性腮腺炎容易引起各種併發症，其中最有名的是永久神經性耳聾，往往是單側耳朵聽不見。另外也有不少人會併發腦膜炎，因頭痛或噁心所苦而住院。

引起感染症的病原體名稱。

感染症的疾病名稱。

簡單介紹感染症與病原體的特徵。

說明感染途徑，以及感染時出現的症狀。

說明預防與治療方法。

依據病原體形象所塑造出來的角色人物。

在「留意這種疾病！」中介紹同種病原體可能引起的其他疾病。

在「想更了解這種感染症！」中針對該種感染症進一步加以說明。

以一句話表示該種感染症的主要特徵。

彙整病原體的種類與感染症的基本資訊。

在「○○的夥伴」中介紹引起相同症狀，或者有相同傳染途徑的其他感染症。

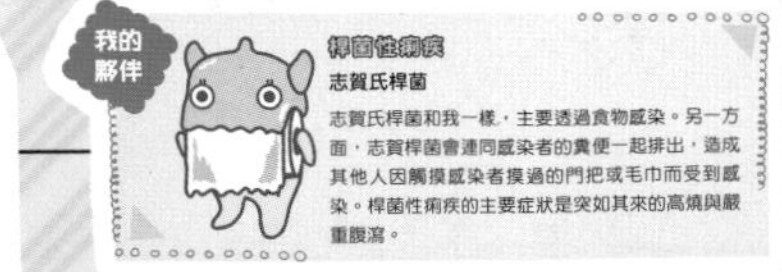

＊「危險度」：依據感染力、致死率、演變成重症的機率，以及學校保健法、感染症法等情況，將感染症分為5級。

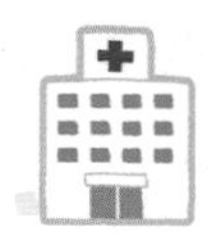

感染症學習大隊

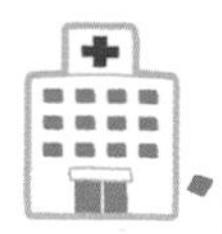

完太

非常健康的小男孩。每天都朝氣蓬勃，認為自己身強體壯不會生病。

治代

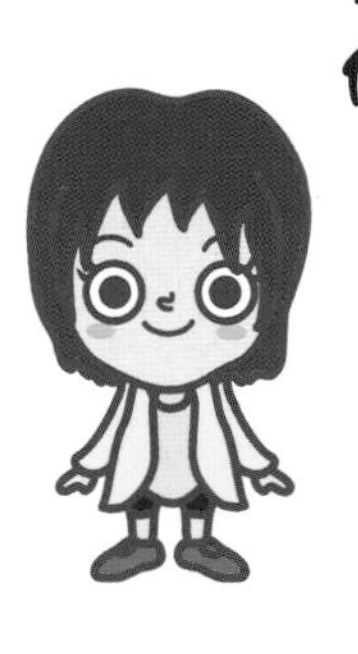

非常親切的小女孩。十分關心班上同學的健康，但對疾病一知半解。

守護大神博士

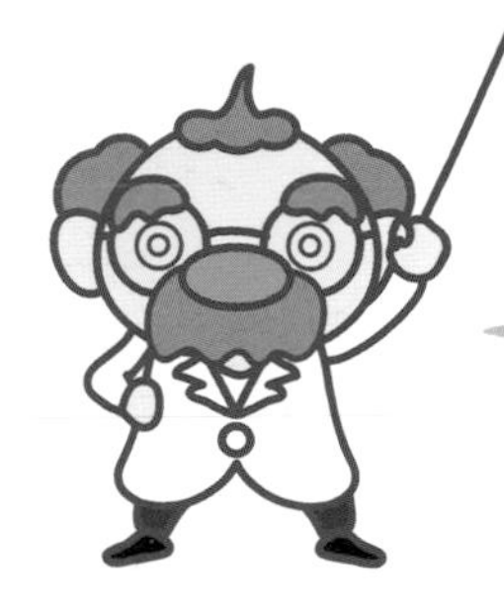

知道所有感染症相關知識的博士。口頭禪是「保護自己免受感染症的攻擊！」。

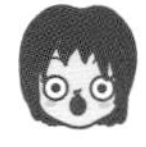

治代「最近好多人請假沒上學，原來是爆發流行性感冒啊！」

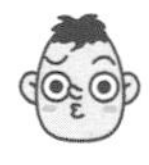

完太「哼，我的身體向來強壯，流感和我一點關係都沒有。不過，他們不能來學校，只能一直待在家裡，肯定很無聊。」

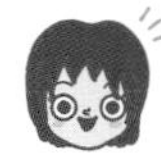

治代「就是說啊！只去一下應該不會被傳染吧，我們要不要放學後去探望大家呢？」

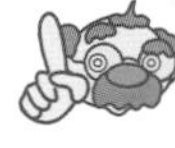

守護大神博士「看來你們兩個都不了解感染症的可怕，得好好學習正確相關知識才行。先從『感染症的基本知識』開始吧！」

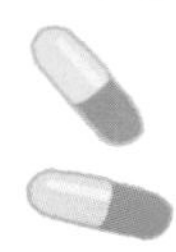

感染症的基本知識

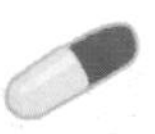

大家聽過「感染症」嗎？感染症又名感染性疾病，是一種如字面上所示，具有「感染性」的疾病。既然具有感染性，大家應格外用心保護自己，避免遭到病毒或細菌感染。另一方面，不要傳染給其他人也是非常重要的基本常識。接下來，讓我們一起來學習有關感染症的基本知識，包括感染症的致病原因、傳染途徑、預防和治療方法。

什麼是感染症？

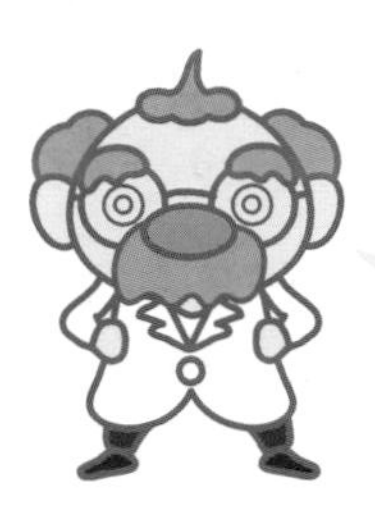

「感染」是指病毒、細菌、真菌、原蟲、寄生蟲等微生物進入體內並繁殖增生，而這些微生物所引起的疾病稱為「感染症」，症狀開始出現時稱為「發病」。

引起感染症的微生物，我們稱為「病原體」，不同病原體引發不同的疾病，而感染途徑也不盡相同，必須逐一確認。

從病原體進入體內至發病的這段期間，稱為「潛伏期」。潛伏期長短因感染症而異，短則數小時，長則數年。部分感染症在潛伏期（未出現症狀）或痊癒後仍具有傳染力，務必特別留意。

罹患某種感染症，進而誘發其他疾病，稱為「併發症」。某種感染症的症狀導致罹患另外一種病原體引起的疾病，或者最初被感染的人又傳染給其他人，這樣的情況稱為「二次感染」。

微生物的種類・大小

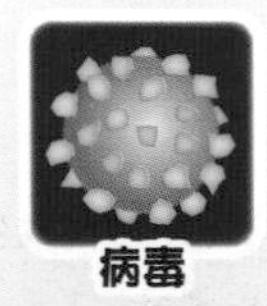
病毒

<

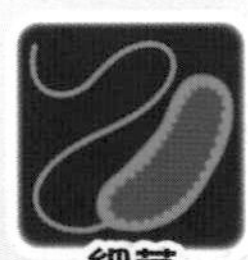
細菌

<

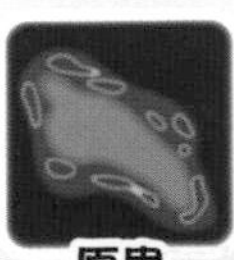
原蟲

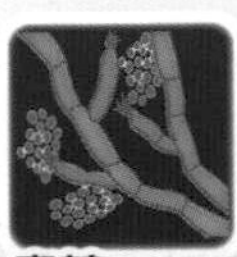
真菌（黴菌）

<

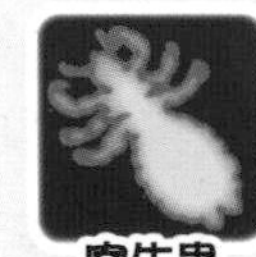
寄生蟲

小　細菌的大小約為1/1000 mm。病毒更小，約1/10000～100000 mm。這次書中出現的寄生蟲頭蝨大約2～3mm。　大

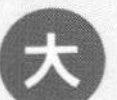

如何感染？

病原體入侵人體的途徑稱為「傳染途徑」。傳染途徑因病原體而異，但一種病原體並非只有一種傳染途徑，部分病原體會同時透過好幾種傳染途徑散播至世界各地。

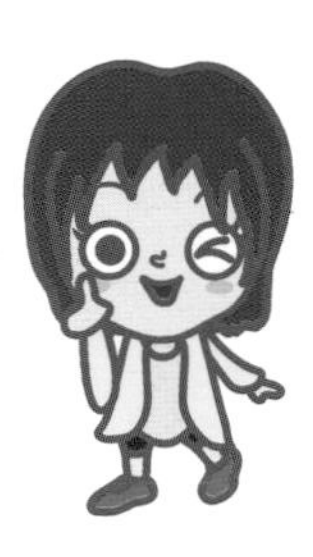

掌握傳染途徑有助於預防感染症，這一點非常重要

藉由感染者咳嗽或打噴嚏產生的飛沫來散播病原體的傳染方式稱為「飛沫傳染」。據說距離感染者2公尺以內的範圍，容易出現飛沫傳染。

「空氣傳染」類似飛沫傳染，但傳染範圍更大。感染者咳嗽或打噴嚏產生的飛沫帶著病原體隨空氣飄散至很遠的地方，無論是否在感染者身邊，都可能吸入飛沫而感染。

以沾附病原體的手去觸摸眼睛、鼻子、嘴巴，導致病原體進入體內，這種傳染方式稱為「接觸傳染」。沒有直接觸碰感染者的皮膚，也可能因為接觸感染者使用過且沾附病原體的毛巾、桌子、椅子、公共運輸工具的把手而間接遭到感染。

病原體連同飲食一起從嘴巴進入體內，進而誘發感染症的方式稱為「經口傳染」，這種傳染途徑尤其需要注意。

另外，病原體藉由蚊子、蟎蜱、老鼠、跳蚤等動物或昆蟲的叮咬等進入體內，進而誘發感染症的方式稱為「蟲媒傳染」。這裡的動物或昆蟲就是搬運病原體的傳播媒介。

帶有病原體的血液經皮膚傷口或黏膜等進入體內，進而誘發感染症的方式稱為「血液傳染」。母親哺育母乳，病原體直接從母乳進入新生兒體內，則稱為「母子傳染」。

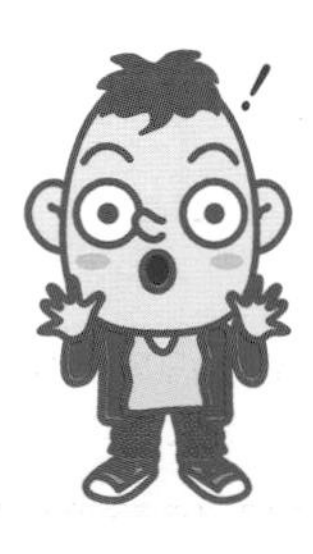

沒想到竟然有這麼多種傳染途徑，真是嚇死人了！

保護自己，遠離感染症！

罹患感染症需要三個要件：①引起感染症的病原體、②病原體經由某種傳染途徑進入人類體內、③保護身體的「免疫力」（→P11）下降。想要有效預防感染症，必須透過以下方法消除這三個要件。

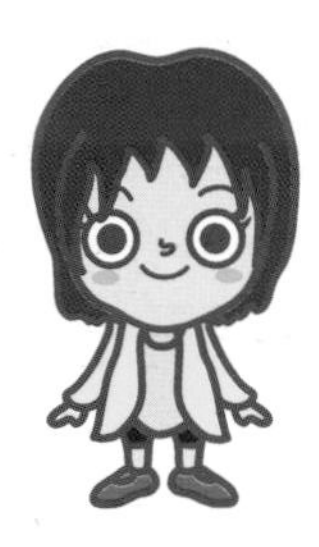

①發現病原體，徹底消毒

事先了解需要預防的感染症與致病原，依照病原體的特性，採取適當措施以達有效預防。透過掌握傳染途徑、感染者何時將病原體散播至體外等資訊來找出病原體的真實身分。

為了清除病原體而進行消毒時，務必依病原體的種類選擇有效的消毒劑，並使用正確方式消毒，才能確實發揮功效。

②斷絕傳染途徑

斷絕病原體進入體內的傳染途徑，也是預防感染症的方法之一。

戴口罩、勤漱口是預防飛沫傳染與空氣傳染的方法。隨時保持屋內空氣流通，增加空氣濕度以避免乾燥，也是有效的預防方式。另外，養成洗手的習慣，可以預防接觸傳染與經口傳染。

③減少可能被感染的人

對病原體有免疫力的人能夠避免遭到感染或發病。至於如何讓自己具備免疫力，最有效的方法是接種「疫苗」（→P11）。

預防感染除了避免自己感染外，也包含不讓感染疫情擴散至其他人。若發現自己遭到感染，在症狀緩解之前應請假在家休息，以免傳染給其他人。

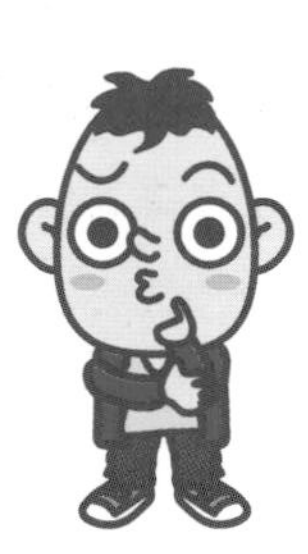

有時候為了杜絕群聚感染發生，學校會視情況停止上課。

接種疫苗！

預防感染症最有效的方法是事先讓身體掌握抵抗病原體的情報。

人體遭到病原體入侵，會主動予以記憶，未來再次遇到類似病原體時，就能立即展開攻擊，這種保護性的反應稱為「免疫」。有了免疫力，既能杜絕感染，也能在感染後降低疾病的嚴重度。

利用這種免疫系統運作的原理來預防感染，就是平時我們所說的「疫苗接種」。學校常見的「施打預防針」，其實就是疫苗接種。

疫苗其實是病原體，但經過特殊處理，病原體的致病性已經減弱，甚至消失，注射疫苗能使人體產生抵抗病原體的免疫力。換句話說，無論是否感染過病原體，人體都能透過疫苗接種予以記憶病原體，並進一步保護身體免受病原體的攻擊。

疫苗分為常規（公費）與自費兩種。前者為國家提供的免費疫苗，嬰幼兒必須依年齡定期接種；後者需要自行額外付費，可依個人需求決定是否接種。

罹患感染症的話，怎麼辦？

疑似罹患感染症時，應盡快前往醫院就診。為求迅速接受治療，也為了釐清致病原因，以防止傳染給其他人。

治療感染症時，醫生會投與消滅病原體的抗菌藥、抗病毒藥等藥物。治療藥物依病原體，也就是依微生物的種類而有所不同，但部分病原體目前沒有特效藥可使用，只能採取「對症治療」以緩和疾病症狀。

為避免感染時手足無措，務必事先掌握感染症的相關知識。

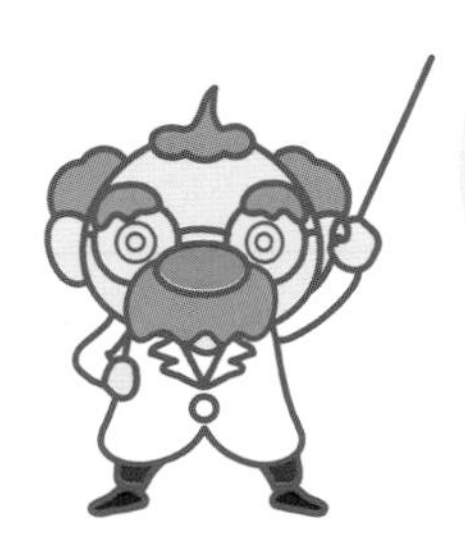

了解基本知識後，
現在讓我們開始認識
各式各樣的感染症吧！

主要經由咳嗽或打噴嚏等飛沫傳染的感染症

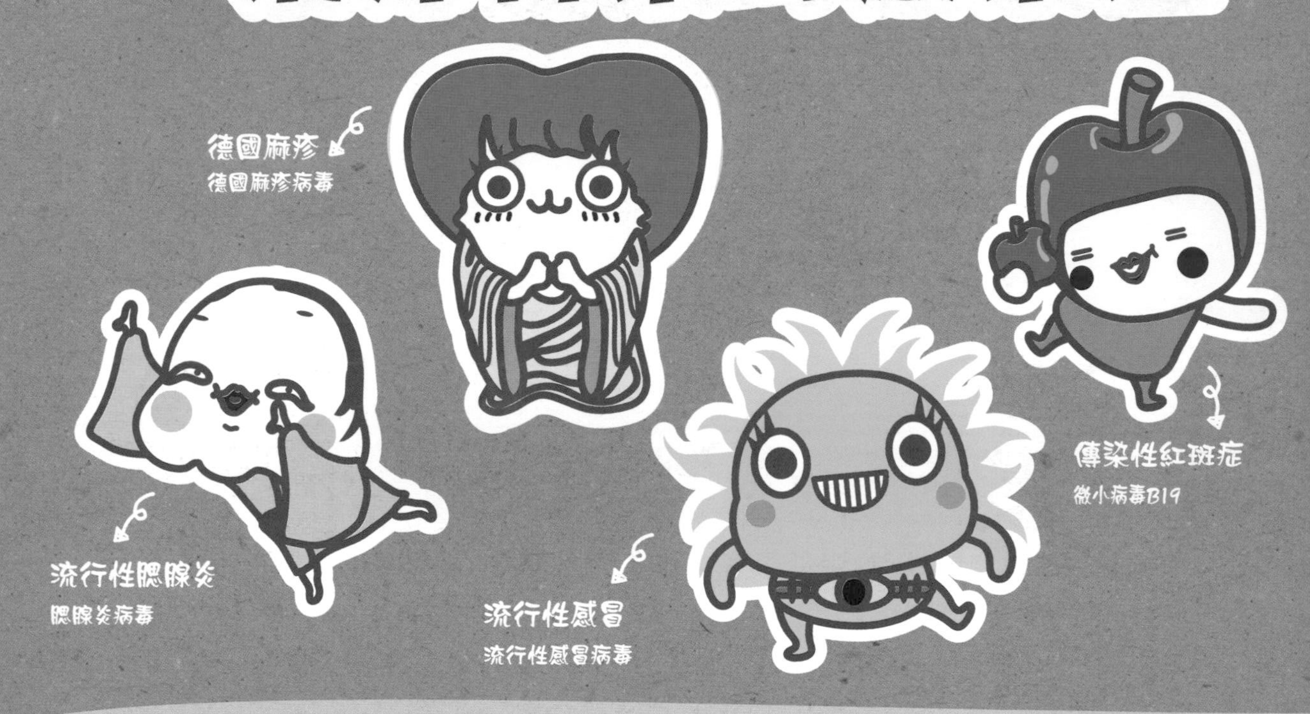
德國麻疹
德國麻疹病毒
傳染性紅斑症
微小病毒B19
流行性腮腺炎
腮腺炎病毒
流行性感冒
流行性感冒病毒

我們這些經由咳嗽、打噴嚏傳染給他人的病原體，經常隨著感染者咳嗽、打噴嚏產生的飛沫懸浮於空氣中。就算不透過咳嗽或打噴嚏，只要感染者開口說話，我們也能隨著他們的唾液從口中飛濺出去。我們有些夥伴能夠長時間懸浮於空氣中並隨之飄散至很遠的地方。這麼一來，無論四周有沒有感染者，其他健康的人都可能藉由呼吸將病毒吸入體內。

我們透過這種方式從感染者體內跑到外面，再藉由呼吸進入他人體內。我們引起的疾病包含流行性感冒、德國麻疹、流行性腮腺炎、水痘、呼吸道融合病毒感染症、黴漿菌肺炎、傳染性紅斑

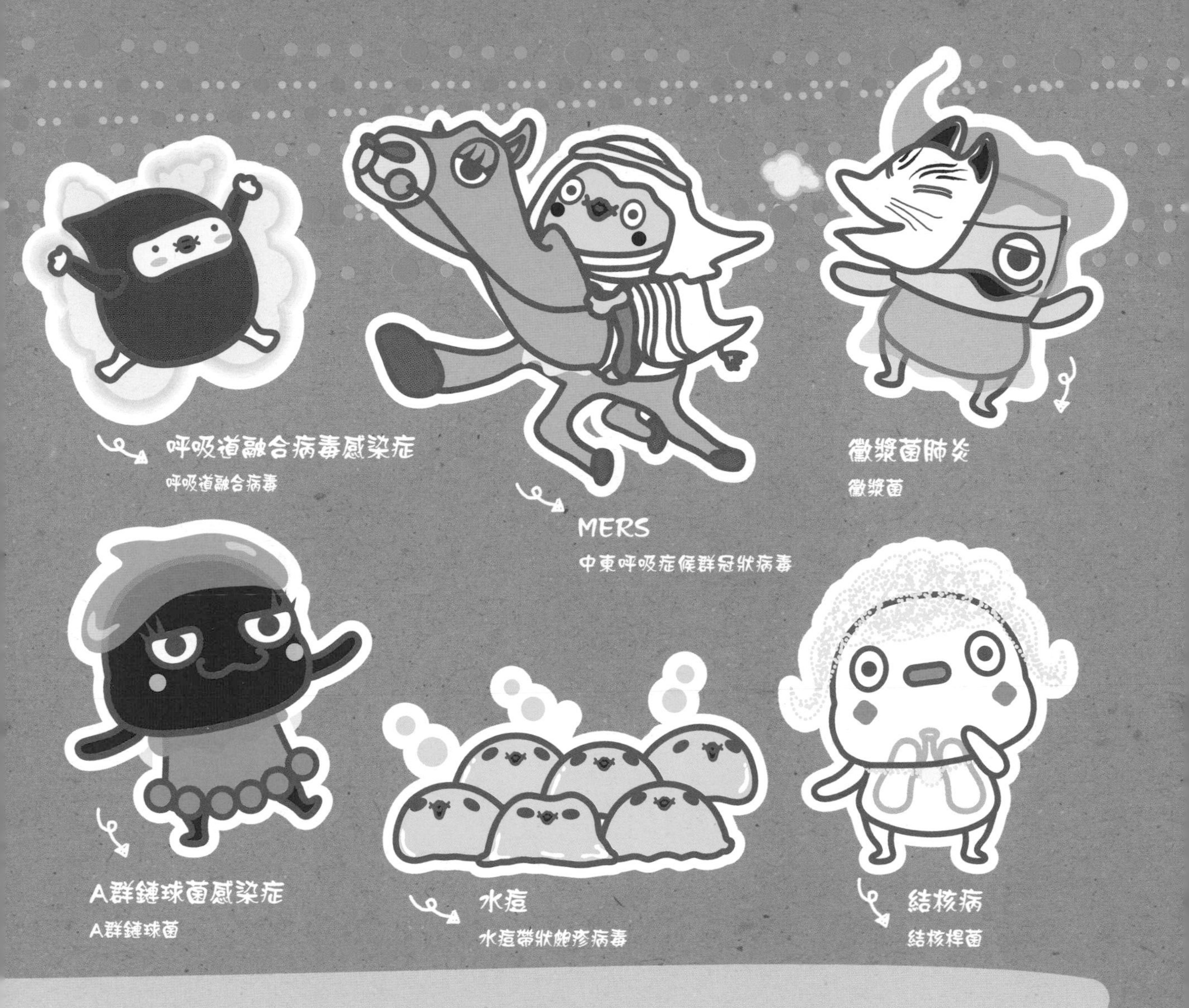

症、結核病、MERS（中東呼吸症候群冠狀病毒感染症）、A群鏈球菌感染症等。

我不想大聲張揚，但老實說，口罩是一種很棘手的東西。只要感染者戴上口罩，即便他們用力咳嗽或打噴嚏，我們也無法穿過口罩飛濺至空氣中。除此之外，加濕器和流動的空氣也讓我們感到傷腦筋。縱使我們成功藉由感染者咳嗽或噴嚏來到外面，濕度過高也會害我們不容易懸浮於空氣中，而流動的空氣會不斷將我們帶離室內，導致我們感染其他人的機會變少。

流行性感冒

流行性感冒病毒

我的傳染力非常強，
在人多的地方，尤其容易
散播！

每年都會大鬧一場！

▶▶ 大家耳熟能詳的流行性感冒就是我引起的疾病。

▶▶ 我每年都會稍微改變一下形態，讓人體的免疫反應防不勝防，並且在冬季大肆發威。

▶▶ 流行性感冒和一般感冒不同，會有突發性高燒、咳嗽、打噴嚏、肌肉痛等症狀。

病原體種類

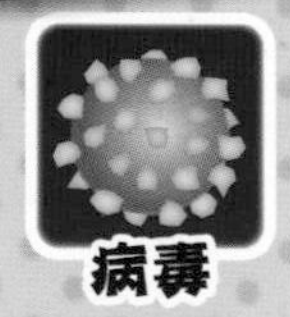

潛伏期	2～3天
疫苗	流感疫苗
危險度	●●●○○
主要症狀	流鼻水、咳嗽、打噴嚏、高燒、肌肉痛、關節痛、頭痛
需特別留意的年齡層	所有年齡層

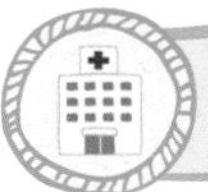

流感是什麼樣的疾病？

我們最出名的事蹟是每到冬季就開始大肆搞破壞。我們的拿手把戲是每一年都會改變形態，讓人體免疫系統摸不著頭緒且防不勝防，因此才能在人體展開回擊之前，讓流行性感冒四處蔓延。

我們透過感染者咳嗽、打噴嚏產生的飛沫傳染給其他人。我們也經常沾附在人類手上，在他們以手觸摸口鼻時，趁機跑進他們體內。

感染病毒的人在2～3天後突然發高燒，還有咳嗽、打噴嚏、肌肉痛等症狀。病情嚴重時容易併發支氣管炎或肺炎，兒童甚至會併發可怕的流感腦病變。

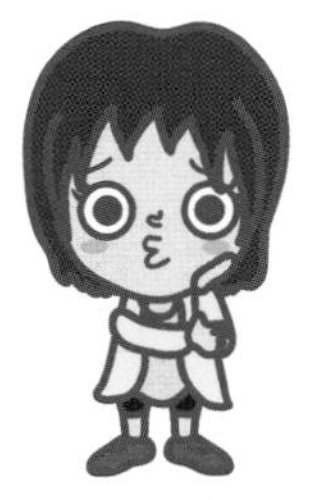
高齡者和嬰兒罹患流感時容易演變
成重症，事前預防工作非常重要。

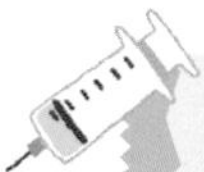

有什麼預防方式和治療方法？

雖然這是祕密，但我還是偷偷告訴大家，其實我們最怕口罩、漱口和洗手。口罩一旦蓋住口鼻，我們便無法隨咳嗽、打噴嚏產生的飛沫一起飛濺到其他人身上。另外，漱口和洗手也會把我們通通沖走。

我們每年都會改變形態，並在冬季大搞破壞，聽說有不少人因為害怕我們而提早在秋季施打預防性流感疫苗。就算我們成功入侵他們體內，也會因為疫苗的防禦力而無法久留。其實大家只要按時服藥、在空氣流通的室內安靜休養、躺冰枕幫助退燒，大概10天左右我們就會離開。

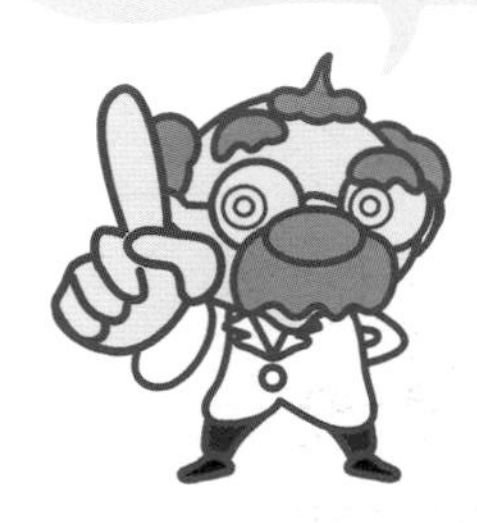
特別留意退燒止痛藥的使用，尤其未滿
15歲的人，務必在醫師指示下服藥。

留意這種疾病！

新型流行性感冒

大約數十年一次，我們會突然來個大變身，變異成新型流行性感冒病毒。所謂「新型」，就是所有人都沒有對抗我們的免疫力，再加上來不及研發新型疫苗，讓我們有機會引爆大流行。現在我們還變異成禽流感病毒（→P74），引起禽流感。聽說這種由帶有病毒的禽類傳染給人類的新型流行性感冒，真的讓人類傷透腦筋。

德國麻疹

德國麻疹病毒

我的外觀像古羅馬人，
身穿一件古羅馬式的托加長袍。

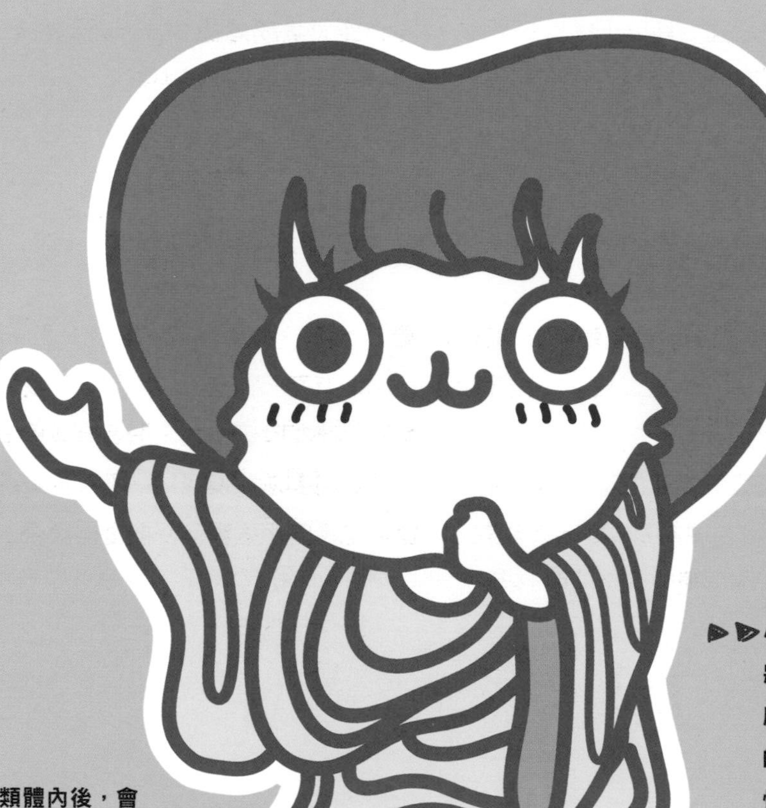

▶▶ 我入侵人類體內後，會引發德國麻疹。

▶▶ 小孩感染德國麻疹，症狀相對輕微，但孕婦若感染德國麻疹，肚子裡的胎兒可能會罹患先天性德國麻疹症候群。

病原體種類

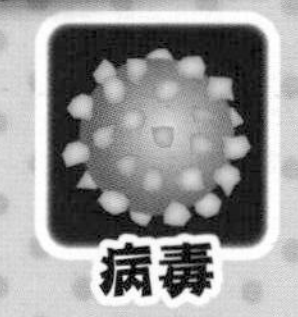

病毒

潛伏期	16～18天（最短12天～最長23天）	主要症狀	起疹子、發燒、淋巴結腫大
疫苗	2種混合疫苗（MR疫苗）		
危險度	💀💀	需特別留意的人	1～9歲、孕婦

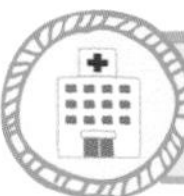

德國麻疹是什麼樣的疾病？

我最喜歡小孩子了，我會從他們的口、鼻進入體內。感染德國麻疹病毒，身上會長出紅色小疹子，還有發燒、淋巴結腫大等症狀。其實這些症狀都不怎麼嚴重，最麻煩的是……懷孕初期的女性若感染病毒，那情況可就不妙了……。因為腹中胎兒可能會罹患先天性德國麻疹症候群，其中包含眼睛病變、聽力喪失、心臟病變、發育遲緩等。因為我的關係，害小嬰兒變成這樣……一想到小嬰兒和孕婦的心情，我不禁悲從中來。

德國麻疹流行於冬季至初夏。

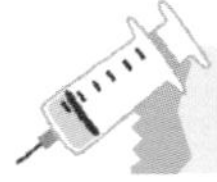

有什麼預防方式和治療方法？

一旦罹患德國麻疹，沒有特效藥或治療方法能夠使其立即平息，因此事前預防工作非常重要。

日本有麻疹與德國麻疹混合疫苗，小朋友在1歲和進入小學就讀前各要施打1劑。大家就這麼討厭我，不想接近我嗎……？我好難過啊！

另一方面，我會對腹中胎兒造成嚴重的不良影響，婦女於懷孕前，最好確實接種疫苗。建議男性也要接種疫苗，才不會傳染給女性。我當然也希望小寶寶們都能健健康康！

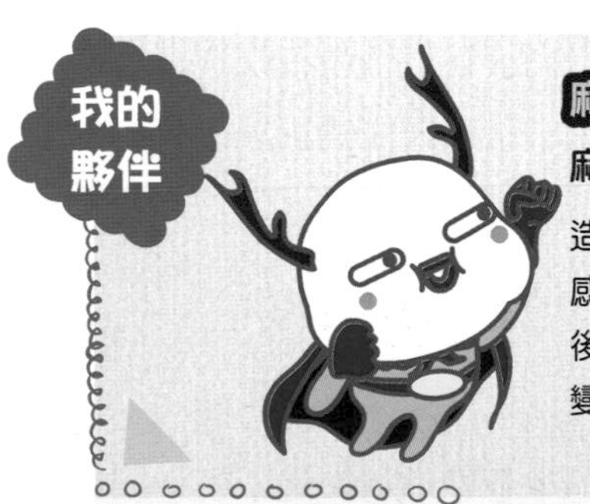

麻疹

麻疹病毒

造成麻疹的麻疹病毒會藉由空氣的散播而感染他人。感染者發病後，兩頰黏膜上長出白色的柯氏斑點，之後全身長出紅色丘疹。成人一旦感染麻疹，多半會演變成重症。

德國麻疹和麻疹的疫苗是使用2種病毒混合製成。

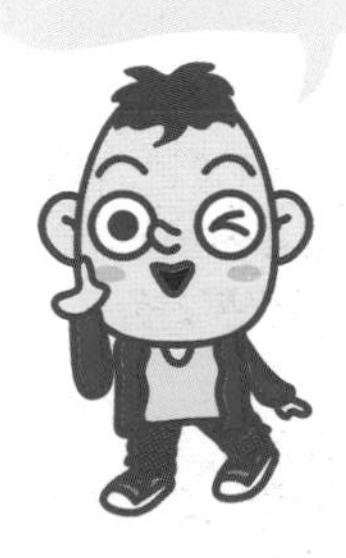

流行性腮腺炎

腮腺炎病毒

讓大家都跟小女子一樣，臉腫得像豬頭。

臉頰會腫得像豬頭一樣！

▶▶ 引起流行性腮腺炎的病原體就是小女子——腮腺炎病毒。

▶▶ 罹患流行性腮腺炎時，容易併發永久神經性耳聾。

▶▶ 小女子特別喜歡攻擊小朋友，因此小學和幼稚園最容易爆發群聚感染。

病原體種類

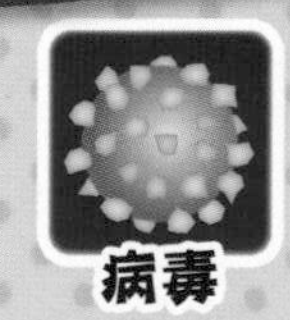

潛伏期	16～18天 （最短12天～最長25天）	主要症狀	腮腺部位腫脹・疼痛、發燒
疫苗	流行性腮腺炎疫苗		
危險度	☠☠☠	需特別留意的年齡層	10歲以下

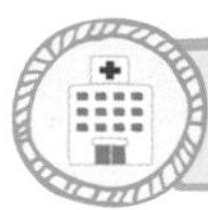

流行性腮腺炎是什麼樣的疾病？

小女子引發的疾病叫做流行性腮腺炎，發病時臉頰腫脹得像豬頭，別稱「豬頭皮」。

一旦感染流行性腮腺炎，位於耳下的腮腺（分泌唾液的組織）會腫大，並伴隨疼痛與發燒等症狀。一般而言，發病1～2星期後痊癒，但可怕的是流行性腮腺炎容易引起各種併發症，尤其是喪失聽力的失聰問題。

兒童容易感染腮腺炎病毒，小學、幼稚園等最常發生群聚感染。成人當然也會感染流行性腮腺炎，而且相對容易演變成重症。比較不可思議的是，大約有3成的人感染病毒後卻沒有出現任何症狀。

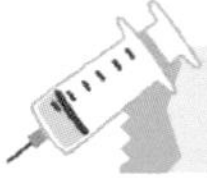

有什麼預防方式和治療方法？

人類也不想讓自己的臉腫得像豬頭，所以他們拼命研發疫苗來對抗小女子。

日本的流行性腮腺炎疫苗是自費疫苗，政府沒有硬性規定每個人都必須接種。原則上，1歲過後就能接種流行性腮腺炎疫苗，建議小朋友於幼稚園入學前接種2次。據我所知，似乎有人只接種1次，甚至有人根本沒有施打過這種疫苗。無論如何，不接種疫苗反而對小女子比較有利！感謝大家不施打疫苗，小女子才能每隔4年就引爆1次大流行。

順帶一提，因為目前沒有藥能治得了小女子，得病的人只能老老實實靜養了。

想更了解這種感染症！

流行性腮腺炎的併發症

流行性腮腺炎容易引起各種併發症，其中最有名的是永久神經性耳聾，往往是單側耳朵聽不見。另外也有不少人會併發腦膜炎，因頭痛或噁心所苦而住院。

不少國家將流行性腮腺炎疫苗列為常規（公費）疫苗，規定所有國民都必須接種。

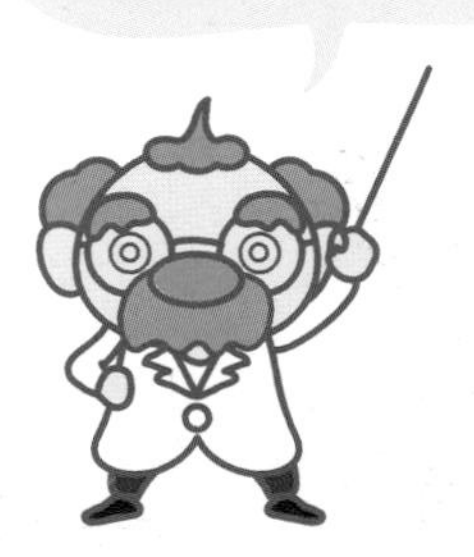

水痘

水痘帶狀皰疹病毒

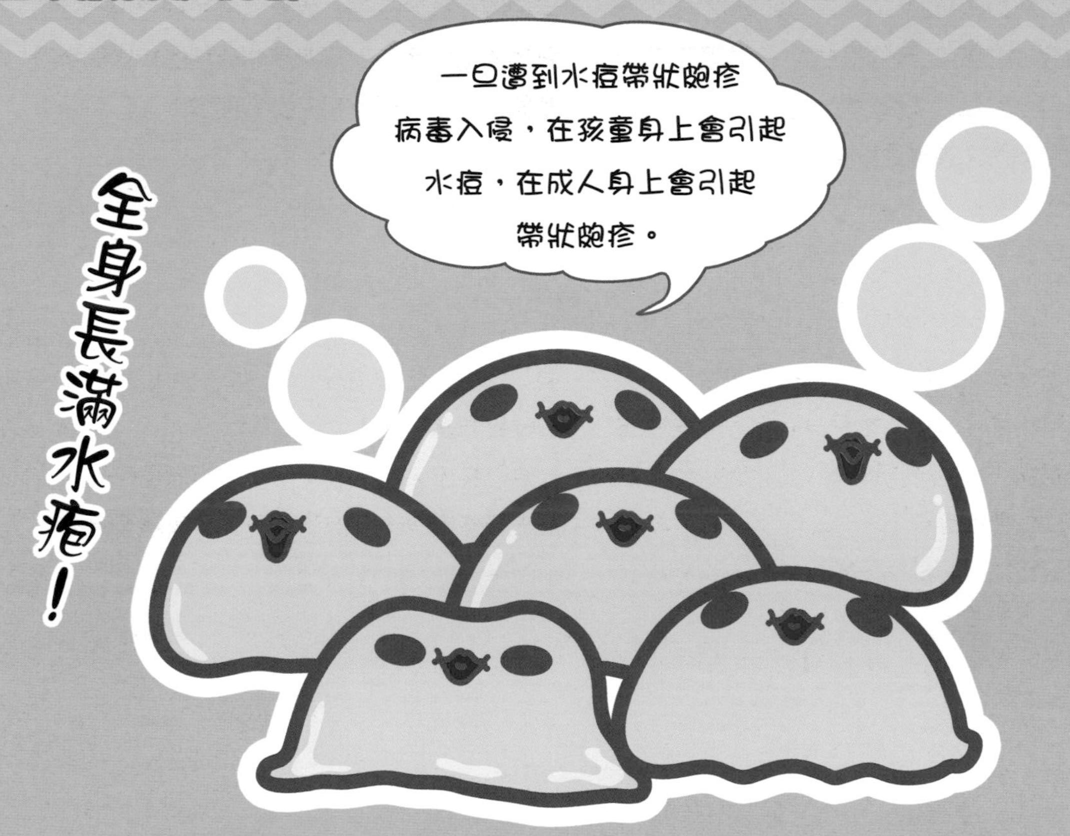
一旦遭到水痘帶狀皰疹病毒入侵，在孩童身上會引起水痘，在成人身上會引起帶狀皰疹。
全身長滿水疱！

▶▶ 病毒引起水痘時，人類身上長出許多小水疱，約1個星期會痊癒。

▶▶ 就算痊癒了，我們仍舊會潛伏在感染者體內，只要感染者免疫力下降，我們便再次搞怪，誘發人體長出新水疱。

病原體種類

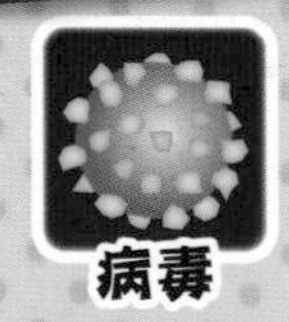

病毒

潛伏期	14～16天	主要症狀	伴隨疼痛的紅色小水疱
疫苗	水痘疫苗		
危險度	●●○○○	需特別留意的年齡層	1～3歲

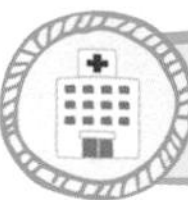

水痘是什麼樣的疾病？

水痘帶狀皰疹病毒只會感染人類，尤其是幼小孩童。孩童一旦感染，胸、腰、背等部位會長出紅色小顆粒，接著變成水疱並蔓延至全身。我們所引起的疾病稱為水痘。

水疱結痂脫落後算是痊癒，但痊癒後依然不可掉以輕心，我們會繼續潛伏在你們這些小朋友體內，直到你們長大成人又免疫力下降時，我們便捲土重來。這次我們引起的疾病稱為帶狀皰疹。請不要覺得我們很煩啦！

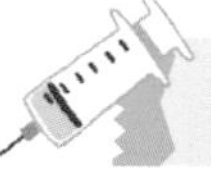

有什麼預防方式和治療方法？

我們的傳染力非常強，足以在學校或家庭裡引起水痘的群聚感染。據說日本為了徹底預防水痘的發生，規定幼童在1～2歲期間一定要接種2劑水痘疫苗。

罹患水痘時，必須按時服用藥物，以及擦抹消除皮膚症狀的藥膏。啊～大家可以不要這麼討厭我們嗎～～！

身上長出來的水疱非常癢，但抓破的話，其他病原體會從傷口跑進體內，大家務必保持手部乾淨，並將指甲剪短。

留意這種疾病！

帶狀皰疹

帶狀皰疹也是我們水痘帶狀皰疹病毒引起的。罹患水痘的感染者痊癒後，我們會繼續潛伏在感染者體內，當感染者上了年紀，或者因病導致免疫力下降時，我們就趁機再次發威，促使長出新的水疱。水疱沿著神經生長，因此稱為帶狀皰疹，據說帶狀皰疹引起的神經痛非常劇烈。

日本所研發的水痘疫苗通用於世界各國。

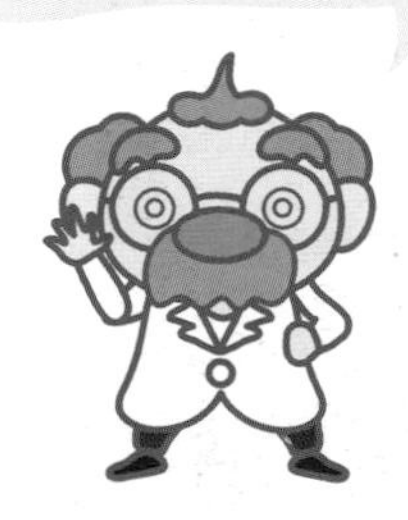

呼吸道融合病毒感染症

呼吸道融合病毒

無法終身免疫，感染就可能會發病！

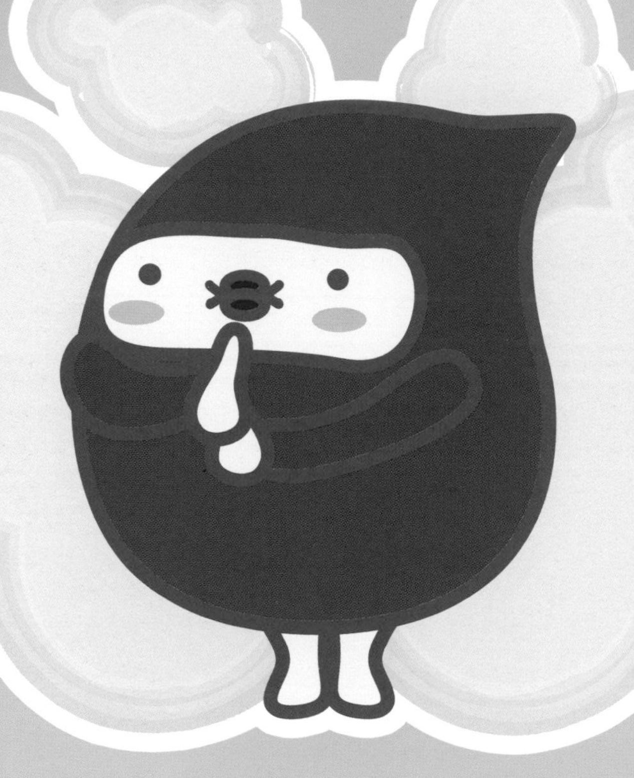

▶▶ 在下潛入人類體內後，引起一種名為呼吸道融合病毒感染症的疾病。

▶▶ 在下可以無數次潛入同一個人的體內使其發病，但也有不少人不會出現任何症狀。

▶▶ 呼吸道融合病毒感染症多發生於幼小孩童身上，尤其是小嬰兒，一旦感染容易變成重症！

病原體種類

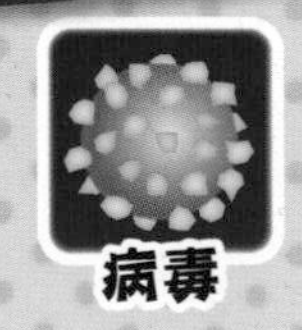

潛伏期	4～6天 （最短2天～最長8天）	主要症狀	流鼻水、咳嗽、發燒
疫苗	沒有		
危險度	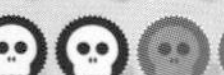	需特別留意的年齡層	2歲以下

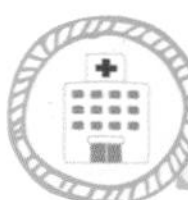

呼吸道融合病毒感染症是什麼樣的疾病？

呼吸道融合病毒隨著咳嗽、打噴嚏產生的飛沫四處飛濺，然後從對方的眼睛、口腔、鼻子進入對方體內。

大部分疾病只要感染過一次就會終身免疫，但在下就是有辦法讓人體無法產生免疫力。在下能夠反覆攻擊同一個人，並數次引起呼吸道融合病毒感染症。2歲前的小朋友應該都得過呼吸道融合病毒感染症吧。

感染者會出現流鼻水、發燒、咳嗽等類似感冒的症狀。初次感染呼吸道融合病毒的孩童可能會進一步引起支氣管炎或肺炎，尤其是嬰兒，一旦感染病毒，容易惡化成重症。

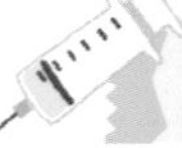

有什麼預防方式和治療方法？

在下什麼都不怕，我說的可是實話喔！

若硬要說有什麼困擾，應該是用肥皂洗手、用酒精消毒，這些行為確實讓在下有點傷腦筋……。對了，還有一個讓在下感到棘手的問題，那就是「熱」，天氣太熱讓在下顯得無精打采。在下和其他病原體好友還有個共通點，我們都不喜歡口罩。

現階段尚無有效藥物能消滅在下，預防用的疫苗也還在研發中。等到藥物和疫苗問世，在下就逞不了威風了……。

糟糕！在下竟然把自己的弱點全講出來！拜託大家不要大肆張揚，牢記在心就好。

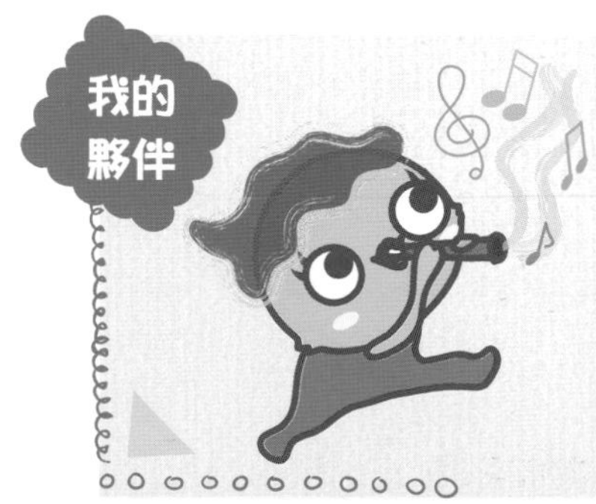

百日咳

百日咳桿菌

百日咳桿菌引起的疾病稱為百日咳。常發生於兒童身上，咳嗽症狀可能持續超過一百天，因此稱為百日咳。症狀類似感冒，呼吸時發出「咻——咻——」的吹笛聲。

據說有預防百日咳的常規（公費）疫苗。

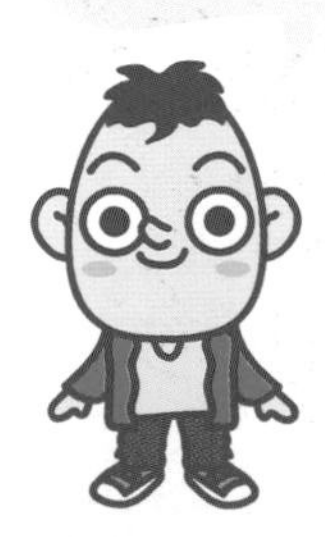

黴漿菌肺炎

黴漿菌

久咳不癒，
遲遲不見好轉的肺炎！

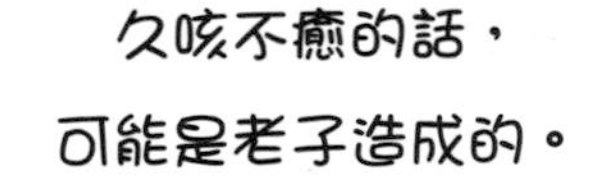
久咳不癒的話，
可能是老子造成的。

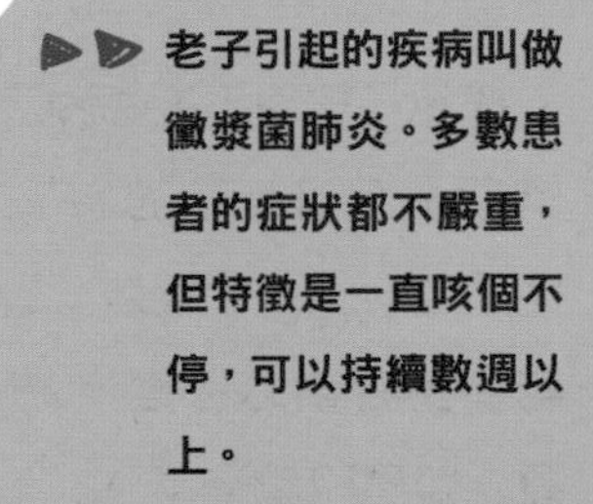

▶▶ 老子引起的疾病叫做黴漿菌肺炎。多數患者的症狀都不嚴重，但特徵是一直咳個不停，可以持續數週以上。

▶▶ 黴漿菌肺炎多發生於年輕人，但只要是成人都不可以輕忽。

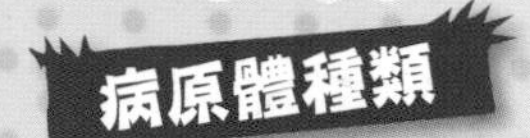
病原體種類

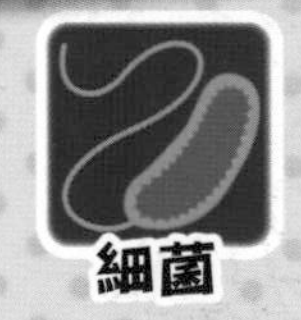
細菌

潛伏期	2～3週（最短1週～最長4週）	主要症狀	咳嗽、發燒、全身倦怠、頭痛、喘鳴*
疫苗	沒有		
危險度	●●●○○	需特別留意的年齡層	14歲以下

＊喘鳴：呼吸時發出咻咻一像是吹哨子的聲音。

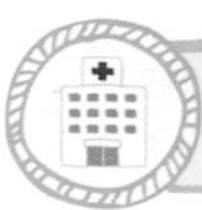

黴漿菌肺炎是什麼樣的疾病？

老子是黴漿菌，有點不好應付，黴漿菌肺炎就是老子引起的。老子非常小，算是細菌中的最小族群。

老子進入人類體內後，會讓宿主乾咳個不停，可以持續數週以上。多數感染者的症狀都很輕微，輕微到沒發現自己生病還四處走動，因此黴漿菌肺炎還有個「會走路的肺炎」封號，部分感染者會演變成支氣管炎或重症肺炎。除咳嗽外，症狀另有噁心、嘔吐、腹瀉，據說還會併發鼓膜炎、中耳炎、腦膜炎等合併症。黴漿菌肺炎雖然多發生於14 歲以下的青少年，但老子也有可能進入成年人的身體，要多留意喔～

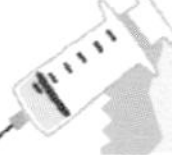

有什麼預防方式和治療方法？

據說目前沒有能夠預防老子的疫苗，真是可惜啊！而且老子的潛伏期很長，在宿主出現症狀前，老子已經散播到四處各地了。再加上老子的傳染力特強，要有效預防真的難上加難。雖然說感染過一次可以獲得免疫，但免疫力持續效果不佳，很可能再次遭到老子入侵。

硬要說防範方式，應該是勤洗手和外出時戴口罩吧。發病時務必按時服用能有效消滅老子的藥物。但吃藥也無法立即治好黴漿菌肺炎。

退伍軍人病

退伍軍人菌

感染退伍軍人菌會引起退伍軍人病。退伍軍人菌原本棲息於土裡或河邊，但近來在溫泉設施或運動設施裡也能發現他們的蹤跡。高齡者感染退伍軍人菌，會出現發燒、肌肉痛、呼吸困難等症狀，若不及時接受治療，恐有生命危險。

1976年一場美國退伍軍人聚會後發生群聚感染，因此取名為退伍軍人病。

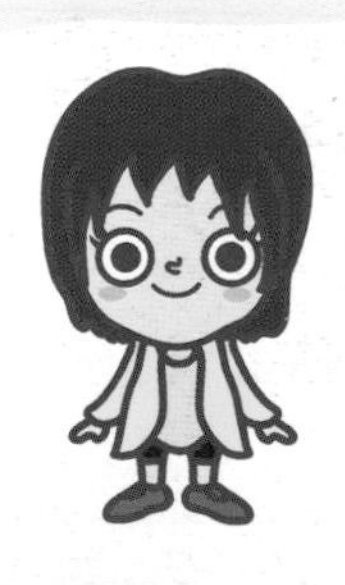

傳染性紅斑症（蘋果症）

微小病毒B19

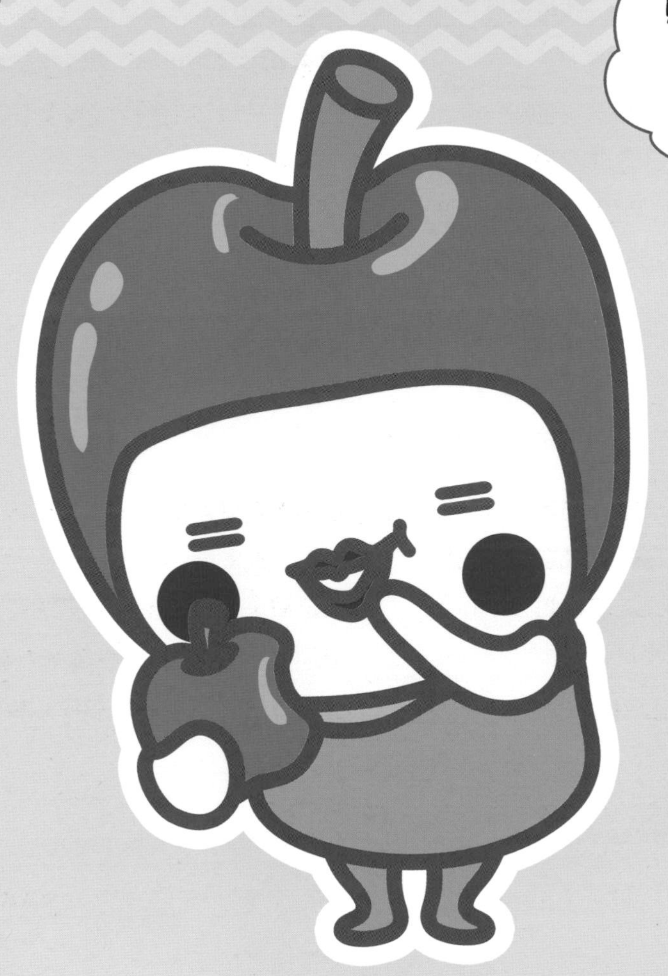

感染微小病毒B19，
臉頰會像我一樣
紅通通。
臉頰像蘋果一樣
紅通通！

- 我是非常非常小的病毒，進入人類體內後引起傳染性紅斑症。
- 症狀出現前就具有傳染力，導致預防工作難上加難。
- 一般傳染性紅斑症的症狀都不嚴重，但孕婦需要格外注意。

病原體種類

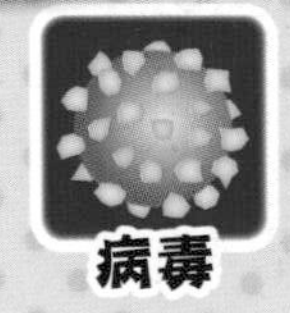

潛伏期	14～18天
疫苗	沒有
危險度	●●○○○
主要症狀	兩頰起紅疹、手臂和大腿出現蕾絲狀的紅疹
需特別留意的人	4～9歲、孕婦

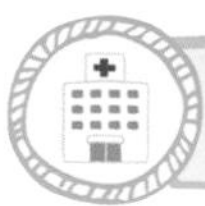

傳染性紅斑症是什麼樣的疾病？

我的名字叫做微小病毒（parvovirus），parvo在拉丁語中是小的意思，所以如字面上的意思，我是個非常渺小的病毒。

我進入人類體內後，會引發宿主的臉頰起紅疹，像顆蘋果般紅通通。在日本又被稱為蘋果症。紅色疹子從臉頰擴散至手臂和大腿等部位，形成蕾絲狀的特殊紅疹。有些人在長出紅疹之前，會出現微燒等類似感冒的症狀。

我最常攻擊4～9歲的兒童，而成人感染的機會少之又少。我們最活躍的季節是春夏兩季，1～7月都是傳染性紅斑症最盛行的時期。呵呵呵。

在美國有人說：「發疹時的紅臉頰，像是左右兩側各挨了一巴掌。」

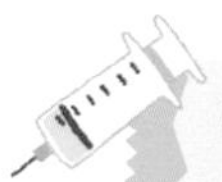

有什麼預防方式和治療方法？

感染者發疹前就具有傳染力，換句話說，在感染者發現自己罹患傳染性紅斑症之前就已經將病毒散播出去了。所以要防堵我們似乎不是一件容易的事，呵呵呵。

但我們在感染者長出疹子後就不具感染力了，無法再傳染給其他人。

目前沒有疫苗能夠阻止我們入侵，但發疹後約7～10天會自然痊癒。傳染性紅斑症的症狀都很輕微，對身體健康的危害不大。

但孕婦另當別論，懷孕婦女若感染微小病毒，恐怕會對腹中胎兒造成嚴重影響。

想更了解這種感染症！

懷孕婦女要多加留意！

傳染性紅斑症的症狀比較輕微，感染後也不會有太大問題。但懷孕婦女必須特別小心，孕婦若感染微小病毒B19，可能會傳染給胎兒，也可能造成流產。雖然我是罪魁禍首，但我必須提醒各位懷孕婦女，在傳染性紅斑症流行的期間，進出小學、幼稚園、醫院等一定要格外小心。

據說新生兒感染微小病毒B19，多半也都能健健康康長大。

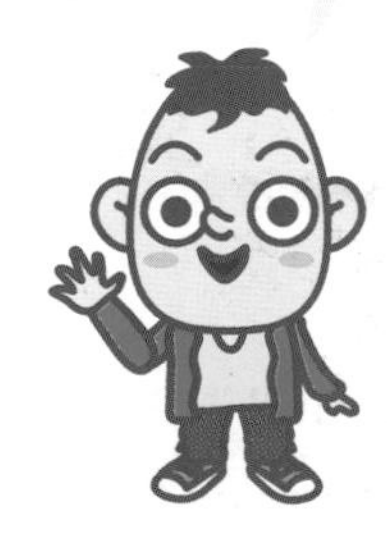

結核病

結核桿菌

我從很久很久以前
就不斷折磨人類。
在日本是人人聞風
喪膽的國民病！

▶▶ 引起結核病的罪魁禍首就是我，結核桿菌。

▶▶ 雖然有疫苗，但不具終生保護效果。

▶▶ 多數人感染結核桿菌也不會發病，但免疫力衰弱的人，感染後容易變成結核病。病情惡化時，甚至有人因此喪命。

病原體種類

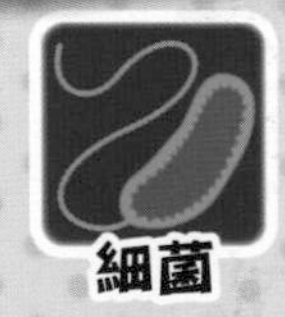

細菌

潛伏期	數個月～數十年
疫苗	BCG（卡介苗）
危險度	💀💀💀💀（4/5）
主要症狀	咳嗽、有痰液、微燒、食慾不振、倦怠
需特別留意的年齡層	所有年齡層

結核病是什麼樣的疾病？

我從很久以前就是個磨人精，讓人苦不堪言。由於結核桿菌散播在整個日本，所以結核病也被稱為國民病，曾經有段時期還榮登日本人死因第一名。

其實大部分感染結核桿菌的人不會發病，而且這些宿主也不具傳染力。但宿主的免疫力下降的話，存在宿主體內的結核桿菌會開始繁殖變多，這時就容易引起結核病。

結核病發病後，咳嗽帶有痰液、微微發燒的症狀會持續好一陣子，還會有食慾不振的情況發生。若症狀變嚴重，肺部等組織遭到破壞，宿主恐怕會有生命危險。據說現在的日本，每年都還有2,000人以上死於結核病。

有什麼預防方式和治療方法？

結核病患者於症狀惡化時，會將我連同痰液一起咳出體外，這時我便有機會飄蕩在空氣中，而且我最喜歡空間狹小且密不通風的地方。

聽說在日本的人類為了預防結核病，規定新生兒必須接種卡介苗。雖然這種方法能讓人類對我產生抵抗力，但我不會因此永遠消失。畢竟疫苗的保護力只能持續10～15年，小嬰兒成年後就沒有免疫力了。

不定期接受健康檢查的人，生活不規律且不適度運動的人，都是我入侵的最佳目標。

留意這種疾病！

多重抗藥性結核病

近年來，用於消滅我的藥物中，似乎有好幾種已經無法發揮成效，這讓人類急得像熱鍋上的螞蟻。之所以無效，原因出在我產生變異了。我不會永遠處於挨打的狀態，別想用相同的藥物打擊我！至於我產生變異後所引起的疾病，稱為多重抗藥性結核病。

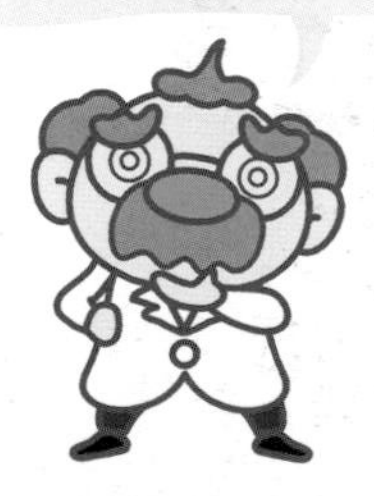
一旦演變成多重抗藥性結核病，
治癒率將變得非常低……。

MERS（中東呼吸症候群冠狀病毒感染症）

中東呼吸症候群冠狀病毒

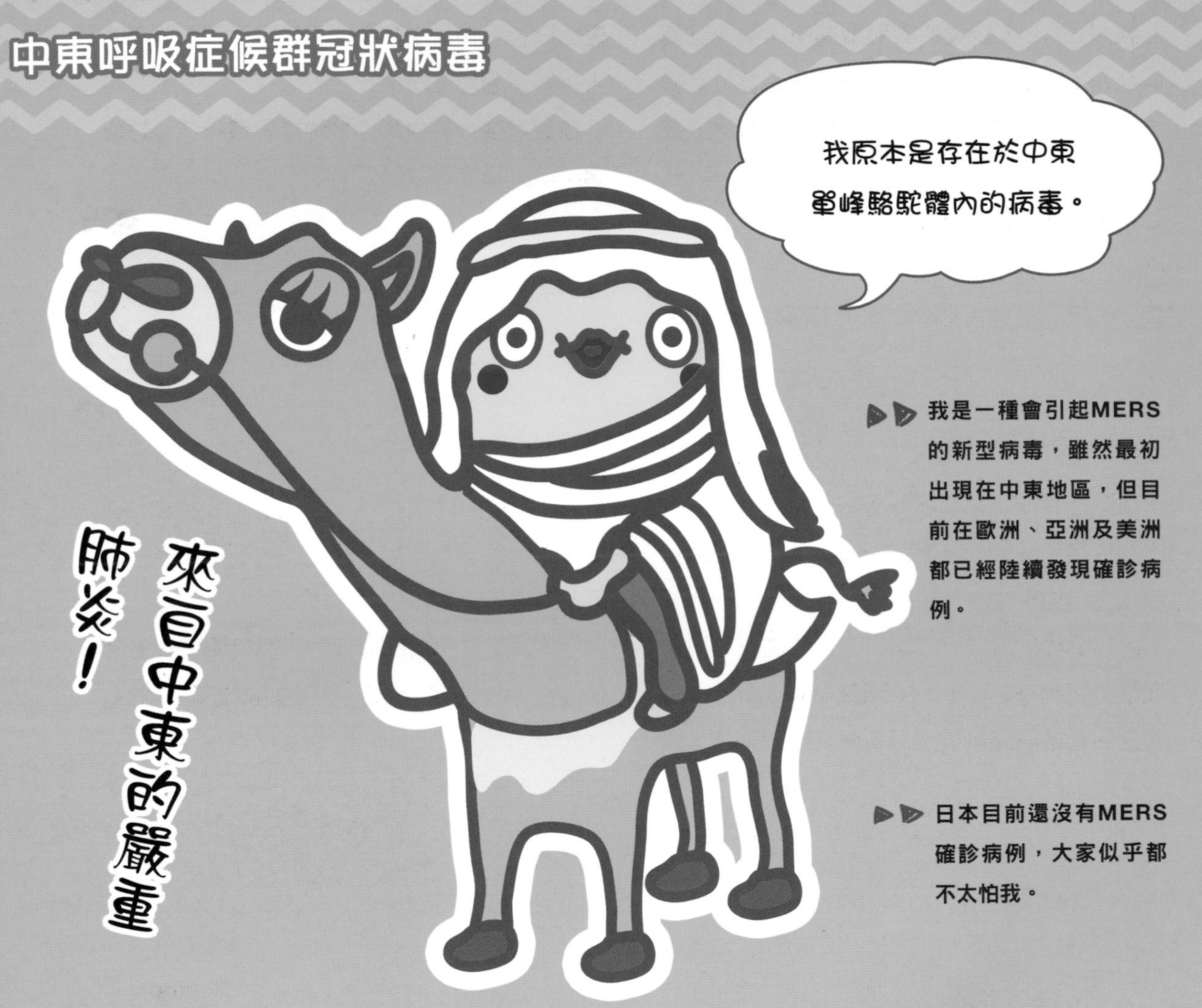

我原本是存在於中東
單峰駱駝體內的病毒。
來自中東的嚴重
肺炎！

▶▶ 我是一種會引起MERS的新型病毒，雖然最初出現在中東地區，但目前在歐洲、亞洲及美洲都已經陸續發現確診病例。

▶▶ 日本目前還沒有MERS確診病例，大家似乎都不太怕我。

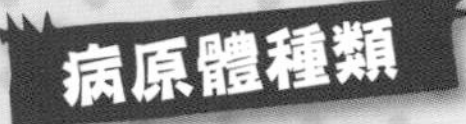

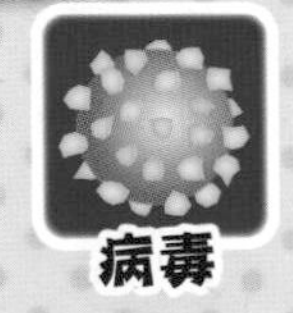

潛伏期	2～14天
疫苗	沒有
危險度	💀💀💀💀（4/5）
主要症狀	發燒、咳嗽、呼吸急促、腹瀉、肺炎
需特別留意的人	中高齡者、有潛在疾病*的人

＊潛在疾病：會引起其他疾病或症狀的疾病。

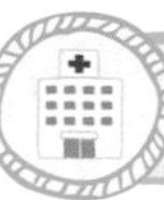

MERS是什麼樣的疾病？

我是2012年新發現的新型病毒。第一個感染病例出現在沙烏地阿拉伯等中東地區，後來感染者移動至其他地區，我因此有機會在歐洲、亞洲等地引起一種名為MERS的疾病。感染中東呼吸症候群冠狀病毒後，主要有咳嗽、呼吸急促、發燒、腹瀉等症狀。部分感染者的症狀輕微，但絕大多數的感染者容易演變成嚴重的肺炎，據說中高齡者或本身有潛在疾病的人甚至會因此喪命。

我原本存在於中東的單峰駱駝體內，有時會傳染給人類。

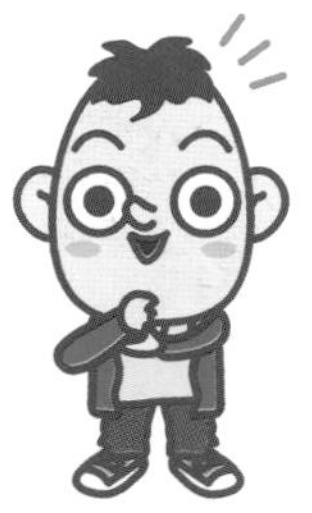

出國旅遊時可能會不小心將病原體搬運回國，請大家千萬要小心！

有什麼預防方式和治療方法？

人類近幾年才發現我的存在，目前尚未研發出有效治療藥物和預防性疫苗，就連治療方式也還在努力摸索中。

因為這樣的緣故，人類拼了命的防止我四處擴散。舉例來說，一旦發現感染者，醫護人員會立即將他隔離以避免傳染給其他人。我經常透過咳嗽或打噴嚏等方式附著在人類手上，所以感染者摸過的門把、桌子、椅子，醫護人員也會徹底進行消毒。

目前日本沒有MERS病例，但我遲早會出現在日本，相信一定有人現在就開始擔心了吧。

我的夥伴

SARS

嚴重急性呼吸道症候群冠狀病毒

嚴重急性呼吸道症候群冠狀病毒和我一樣同屬冠狀病毒，他們會引起名為SARS（嚴重急性呼吸道症候群）的疾病。SARS是一種會驟然出現症狀的新型肺炎，主要症狀有高燒、咳嗽、呼吸困難，約1成的人因病情惡化成重症而死亡。2002年曾經在中國引爆群聚感染。

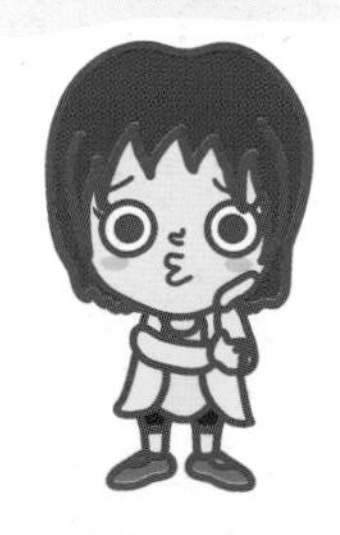

SARS和MERS一樣，目前尚無有效疫苗可供接種。

A群鏈球菌感染症

A群鏈球菌

疾病症狀依感染部位而有所不同！

我的名字叫做「鏈球菌」，長得像鎖鍊一樣，所以稱為鏈球菌。

▶▶ 我會引起名為A群鏈球菌感染症的疾病，也會引發咽喉炎和傳染性膿痂疹。

▶▶ 眾多小學生當中，我最喜歡不好好漱口和洗手的人！

病原體種類

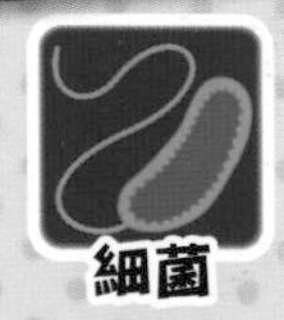

潛伏期	2～5天
疫苗	沒有
危險度	💀💀💀
主要症狀	發燒、咽喉炎、伴隨發癢的水疱·結痂、倦怠感、嘔吐
需特別留意的年齡層	6～12歲

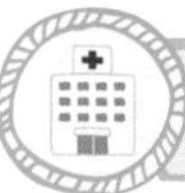

A群鏈球菌感染症是什麼樣的疾病？

我的名字叫做「A群鏈球菌」，是細菌的朋友。有個溶血鏈球菌的別稱，也簡稱溶鏈菌。

一旦感染上我，感染者會突發性高燒，引起咽喉炎症狀，舌頭會像草莓一樣發紅有小疙瘩，也就是出現草莓舌的症狀。

除此之外，我也會引起傳染性膿痂疹（→P42）的皮膚疾病，趁機從抓傷的皮膚傷口進入感染者體內，製造伴隨發癢的水疱並結痂。

冬季、春季至夏季是我最活躍的時期，只要不小心讓我進入體內，我會在各部位引起各種不同的症狀。

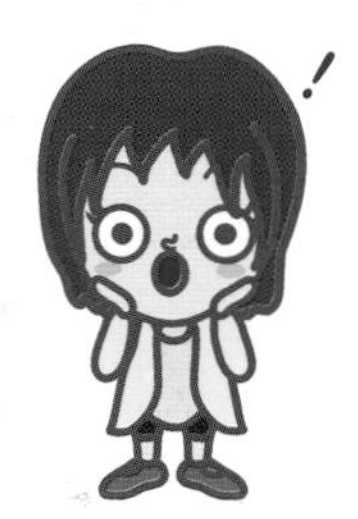
我現在才知症狀會依感染部位
而有所不同。

有什麼預防方式和治療方法？

我平時躲在感染者的唾液、水疱和結痂裡，等待適當時機將病菌傳染給其他人。我最喜歡學校、家裡等人群眾多且彼此接觸機會多的場所。

眾多小學生當中，我尤其偏好不喜歡漱口和洗手的小朋友。他們會幫助我散播病菌，將疾病傳染給更多人。

人類已經研發出消滅我的藥物，但別看我體型小，我可是相當頑強，若不按時持續服藥10天以上，別想輕易打敗我。

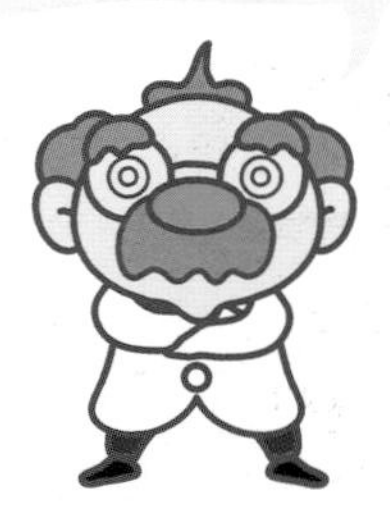
目前還無法清楚掌握A群鏈球菌感染症
之所以變成劇症型的原因。

留意這種疾病！

劇症型鏈球菌感染症

A群鏈球菌可能會變身成劇症型鏈球菌。一旦感染劇症型鏈球菌，症狀會急速惡化，死亡率高達3成。發病後，肌肉和皮膚細胞不斷死亡，所以也有人稱劇症型鏈球菌為吃人細菌。

主要經由觸摸人體或物體等接觸傳染的感染症

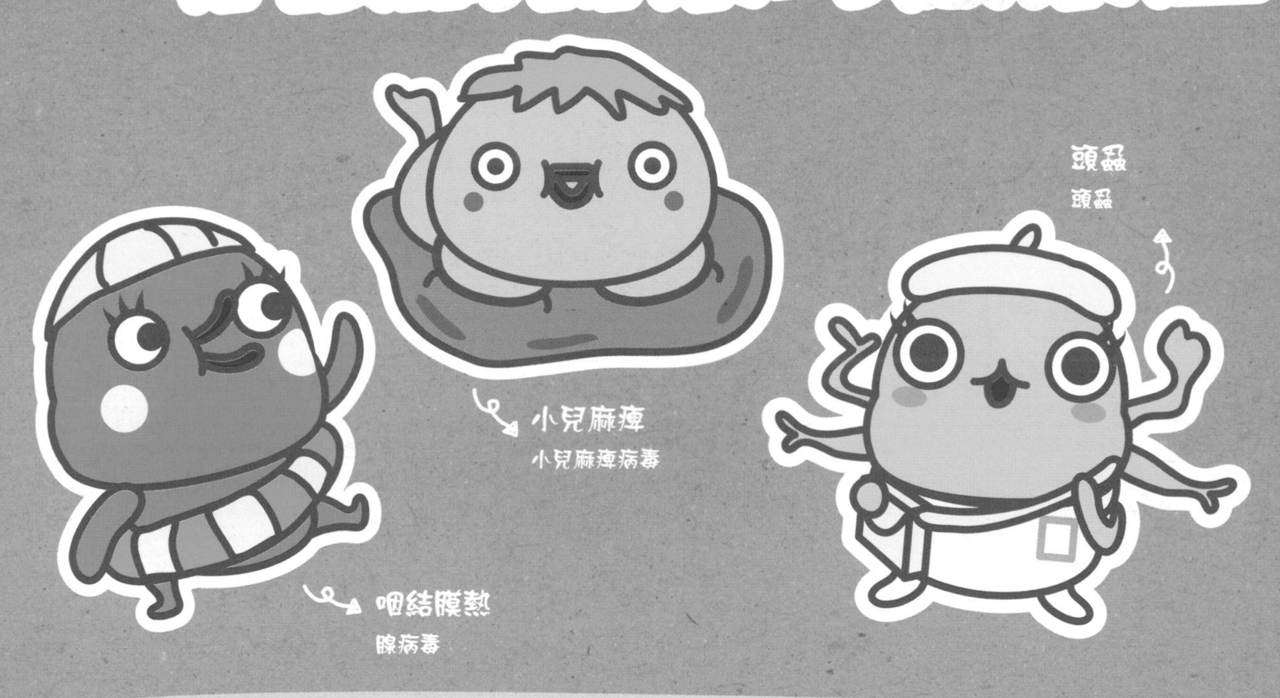
頭蝨
頭蝨
小兒麻痺
小兒麻痺病毒
咽結膜熱
腺病毒

像我們這種透過接觸人體或物體來傳染感染症的病原體，一般常沾附在感染者使用過的毛巾、桌子、椅子、電車拉環上。在其他人用摸過這些物體的手再接觸自己的眼、口、鼻時，我們便趁機進入他們體內。我們引起的疾病包含手足口病、咽結膜熱、傳染性膿痂疹、急性出血性結膜炎、小兒麻痺等。

我們常沾附在人體或物體上，然後再趁機四處散播，那些喜歡亂碰沒消毒過的東西、如廁後不洗手又喜歡到處亂摸的人，都是我們的最愛。不需要特別做什麼，這些人就會帶著我們趴趴

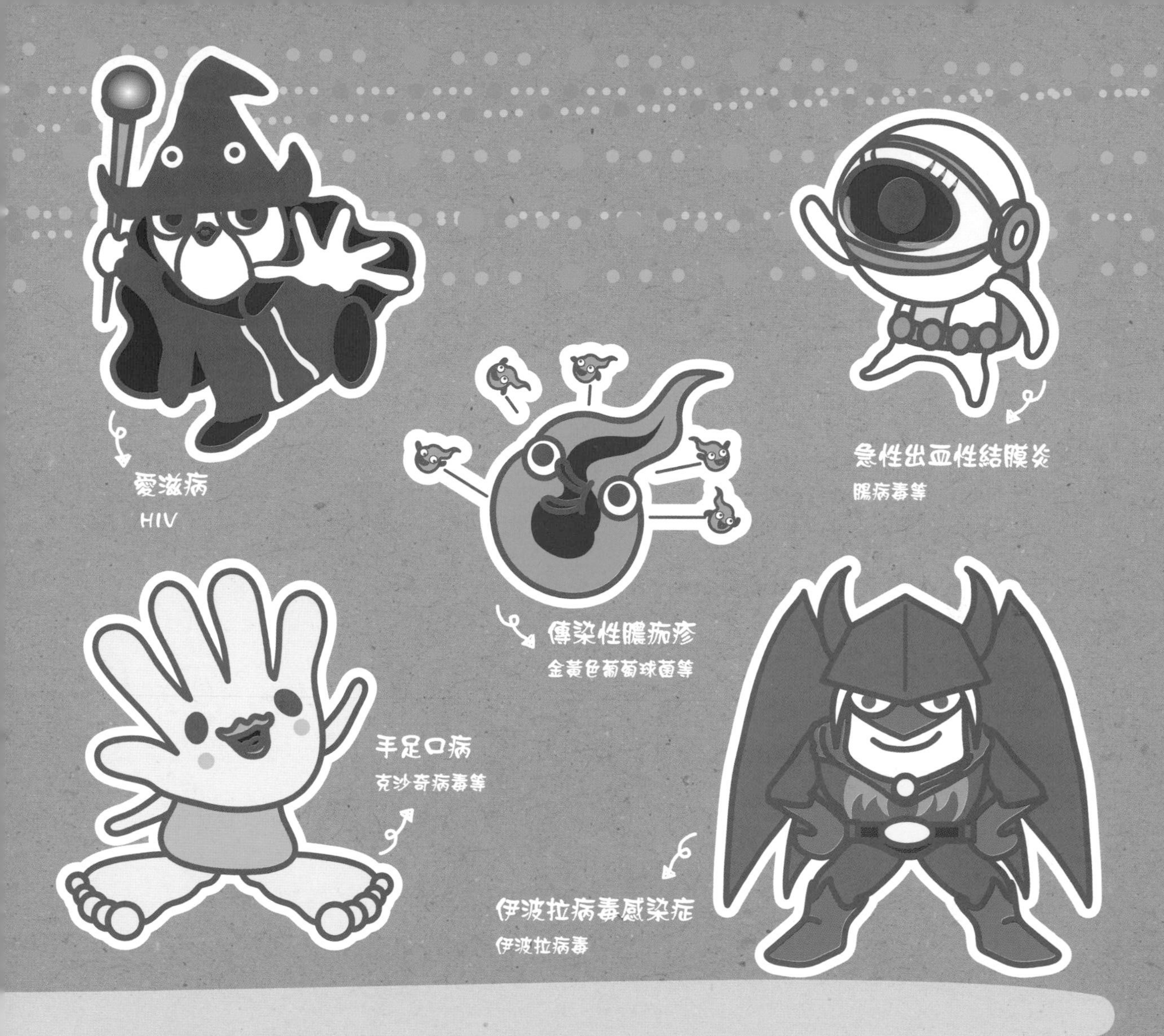
愛滋病
HIV
急性出血性結膜炎
腸病毒等
傳染性膿痂疹
金黃色葡萄球菌等
手足口病
克沙奇病毒等
伊波拉病毒感染症
伊波拉病毒

走，我們也就有更多機會可以四處傳染。基於這樣的緣故，我們最討厭那些愛洗手又愛徹底消毒的人。

在我們之中，頭蝨比較不一樣，他是透過感染者使用過的帽子、衣服、寢具等傳染給其他人。

而愛滋病的傳染方式也比較特別，只是單純接觸感染者，病原體並不會因此進入他人體內，必須透過性行為或分娩等方式才會造成傳染。至於伊波拉病毒感染症則是感染者的血液接觸到他人的傷口，病毒趁機轉移才導致他人受到感染。

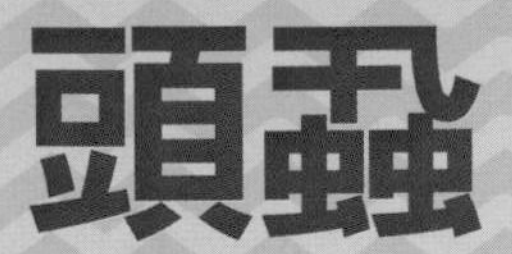

頭蝨

我最喜歡小朋友了，
大家不要排擠我喔——！

頭會癢得要命！

▶▶ 我自己和我寄生後引起的疾病都叫做「頭蝨」。

▶▶ 我最喜歡小朋友，所以多半選在幼稚園、托兒所或學校裡大肆作亂。當然成人也會感染頭蝨。

▶▶ 有一種洗髮精含有能夠驅逐我的成分，是我最討厭的東西！

病原體種類

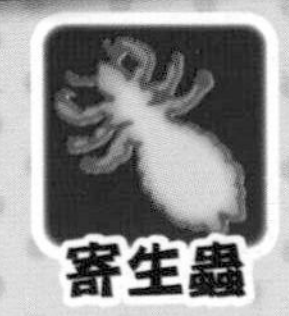

寄生蟲

潛伏期	沒有
疫苗	沒有
危險度	💀（1/5）
主要症狀	多半沒有症狀，頭蝨開始吸血後，頭會很癢。
需特別留意的年齡層	12歲以下

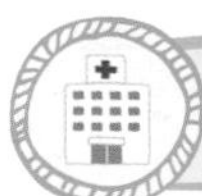

頭蝨是什麼樣的疾病？

如字面上所示，我是一種寄生在人類頭上的蝨。常透過帽子、衣物、床單、椅背等趁機跑到人類頭上。我尤其喜歡小朋友，像是托兒所裡小朋友午睡時並排躺在一起，我可以從這裡移動到那裡，來去自如。我喜歡藏在頭髮裡，一開始真的很難以發現我的存在。

我以吸血為生，在我吸取宿主頭上的血時，他們的頭會很癢很癢。因搔癢而抓出傷口時，又會有別的病原體趁機從傷口跑進他們體內。

另外，我要強調一點，「頭蝨＝不乾淨」這樣的觀念是錯誤的。還請大家不要拆散我和其他在頭上的朋友們。

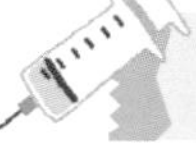

有什麼預防方式和治療方法？

我會每天產卵，不斷增加數量，頭皮屑般的白卵孵化成幼蝨，幼蝨再長大變成蝨，1個月就能產下100多顆卵，厲害吧！

我如此厲害，為什麼大家還是這麼討厭我呢？不僅在宿主頭上撒一些攻擊我的粉末、使用含有驅逐成分的洗髮精，甚至還拿細長鑷子逐一清除我們產下的卵。除此之外，用60℃以上的熱水洗滌枕頭套和床單，晾曬衣服時用力拍打，為的就是將我趕出去……。我只是想和大家成為好朋友，但你們這麼做會讓我活不下去，看來我還是盡快走人好了。

想更了解這種感染症！

頭蝨和體蝨

頭蝨寄生在人類頭上，體蝨則沾附在人類衣物上。帶有立克次體病原體的體蝨吸了人血後，引起名為流行性斑疹傷寒的疾病。過去曾因為戰爭、貧窮造成環境衛生太差而爆發大流行。

頭蝨和體蝨是不相同的種類。

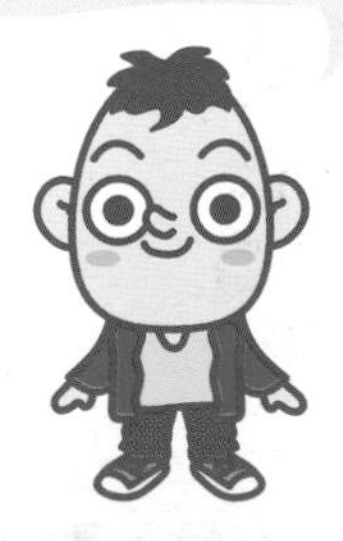

手足口病

克沙奇病毒

就算痊癒了，
我還是會繼續留在
糞便裡。

口腔裡、手上、腳上
都會長疹子！

▶▶ 手足口病是我—克沙奇病毒等引起的疾病，多發生於夏季。

▶▶ 一般來說會自然痊癒，但口腔、手腳等會長出帶有小水疱的紅疹。

▶▶ 年幼的小朋友比較容易受到我的攻擊。

病原體種類

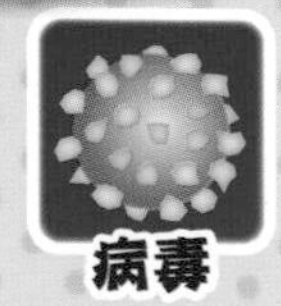
病毒

潛伏期	3～6天
疫苗	沒有
危險度	●●○○○
主要症狀	口腔、手掌、腳底等長出帶有小水疱的紅疹
需特別留意的年齡層	4歲以下

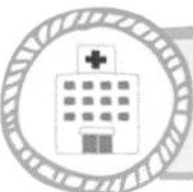

手足口病是什麼樣的疾病？

大家聽過手足口病嗎？這種疾病如字面上所示，口腔、手掌、腳底等部位會長出水疱狀的疹子，疹子呈粉紅色，大約2～3mm大。有時疹子未必只長在手、腳、口腔等部位，臀部或膝蓋也都可能冒出小疹子。

據說這種疾病主要是因為我從人類的口腔、鼻子進入他們體內而引起，但其實我只是想安靜的待在人類體內，完全沒料想到會發生這種事。

小朋友容易感染手足口病，尤其在夏季的學校裡，我主要藉由患童咳嗽或打噴嚏的方式傳染給更多小朋友。

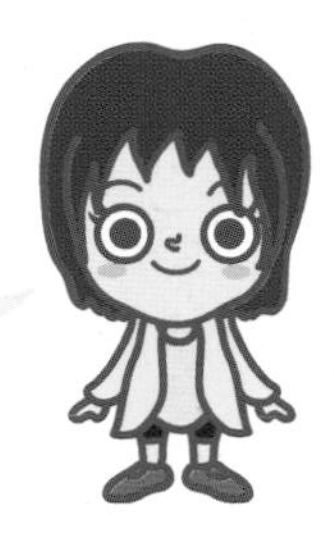

口腔裡長疹子時，
盡量避免刺激性飲食！

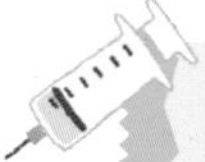

有什麼預防方式和治療方法？

手足口病的疹子症狀，大約3～7天會自然痊癒。但疹子消失後，病毒繼續留在感染者體內，過一陣子才隨糞便一起排出體外。在這段時間內，如廁後若不洗手，可能會再次將病毒傳染給其他人。

偷偷告訴大家一個小祕密，我最討厭幼稚園和托兒所三不五時消毒玩具。我經常偷偷混在小朋友的口水裡，然後趁機沾附在玩具上，但學校進行消毒工作的話，我就無家可歸了。

留意這種疾病！

疱疹性咽峽炎

除了我克沙奇病毒外，腸病毒（→P44）也會引起手足口病。我們還會聯手引起一種名為疱疹性咽峽炎的疾病，同樣多發生於夏季，所以手足口病、疱疹性咽峽炎，以及之後會介紹的咽結膜熱（→P40）合稱為三大夏日病。這三種疾病都偏好以兒童為攻擊對象，主要症狀有發高燒和長水疱。

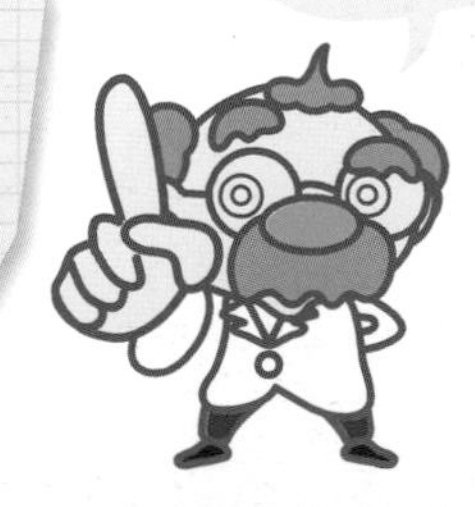

要防範克沙奇病毒和腸病毒入侵，
最有效的方法是勤洗手。

咽結膜熱

腺病毒

感染者幾乎都
是小朋友。
過去曾經爆發咽結膜熱的大流行。

俺會引起一種名為咽結膜熱的疾病。俺最喜歡夏天，所以7～8月是俺最活躍的時期。

過去俺曾在沒有使用氯消毒的游泳池裡引爆咽結膜熱的大流行。你們家中的塑膠游泳池裡搞不好也有俺的蹤跡。

病原體種類

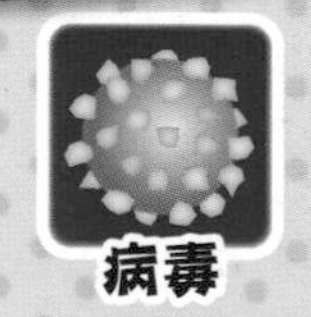
病毒

潛伏期	5～7天（最短2天～最長14天）	主要症狀	高燒、扁桃腺腫大・疼痛、頭痛、食慾不振、倦怠感、眼睛充血
疫苗	沒有		
危險度	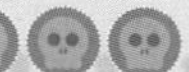	需特別留意的年齡層	5歲以下

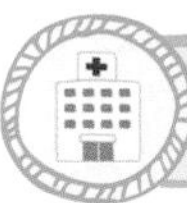

咽結膜熱是什麼樣的疾病？

俺是腺病毒，不僅透過感染者咳嗽、打噴嚏等方式散播，還會躲在游泳池裡，趁機跑進人類體內。感染腺病毒後，主要有發高燒，扁桃腺腫痛等症狀，部分感染者有眼睛發紅充血、流眼淚、眼睛分泌物變多、頸部淋巴結腫大等現象。

過去很多人因為到泳池玩水而遭到感染，現在多數大型游泳池會進行氯氣消毒，俺只能退而求其次，跑到一般家用的充氣塑膠泳池裡。

俺具有很強的傳染力，6月開始蓄勢待發，7～8月則是我最活躍的時期。

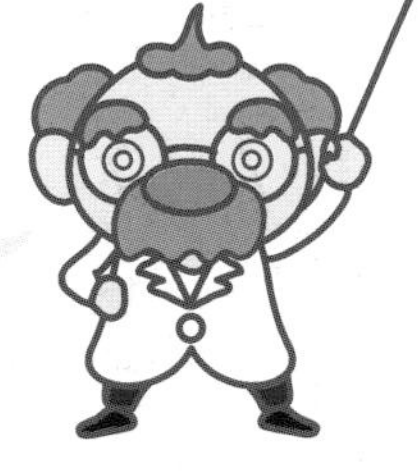

咽結膜熱的症狀中，眼睛充血發紅的情況稱為結膜炎。

有什麼預防方式和治療方法？

俺會沾附在感染者的鼻水、眼睛分泌物、糞便，以及感染者摸過的門把等地方，透過接觸傳染的方式將病毒擴散出去。若是一般家庭，俺則透過沾附在床單、毛巾上四處移動，只要全家人共用毛巾，病毒就會逐一傳染給每個人。

有些人感染後不會出現症狀，但他們常在不知不覺間帶我前往更多地方。這對俺來說，真的是一件快樂又幸運的事，這同時也是咽結膜熱難以預防的原因之一。

目前沒有治療咽結膜熱的有效藥物，感染時只能盡量多休息。

想更了解這種感染症！

什麼是三大夏日病

咽結膜熱、手足口病（→P38）、疱疹性咽峽炎（→P39）是5歲以下的孩童在夏季最容易罹患的疾病，合稱3大夏日病。無論感染哪一種疾病，多半能自然痊癒，但輕忽或置之不理，仍舊有惡化成重症的可能。據說成人也會被小朋友傳染而發病。

除了漱口和勤洗手外，千萬別把自己的毛巾借給他人使用。

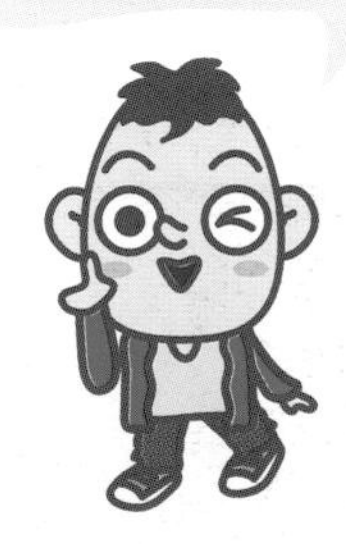

傳染性膿痂疹

金黃色葡萄球菌等

我們平時存在於人類的鼻子、耳朵、皮膚裡。

如同飛散的細碎火星，不斷向外擴散！

▶▶ 雖然我們平時存在人類體內，但從傷口處進入體內的金黃色葡萄球菌會引起傳染性膿痂疹。

▶▶ 傳染性膿痂疹多發生於蚊蟲叮咬、汗疹盛行的夏季。

病原體種類

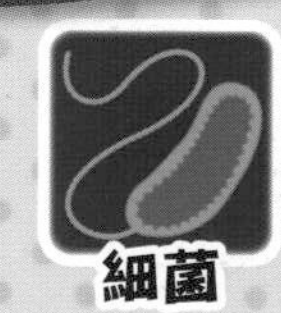

細菌

潛伏期	2～10天	主要症狀	伴隨發癢的水疱、結痂
疫苗	沒有	需特別留意的人	兒童
危險度	●●○○○		

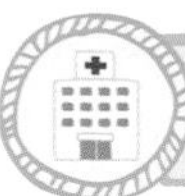

傳染性膿痂疹是什麼樣的疾病？

我們平時存在於人類的鼻子、耳朵、皮膚上，什麼事都沒做，只是很安分的待著不動。但是，人類皮膚上若有了傷口，我們的數量會逐漸增加，進而在傷口處長出伴隨搔癢的水疱並結痂。尤其夏季被蟲叮咬或長汗疹，大家容易因為搔癢而抓個不停，這時我們就有機會從抓傷處不斷擴散至其他部位。

人類因水疱或結痂發癢而抓個不停時，我們伺機沾附在人類手上，然後宛如細碎的火星向四周擴散。傳染性膿痂疹這個名字不好記，但大家絕對不能輕忽。

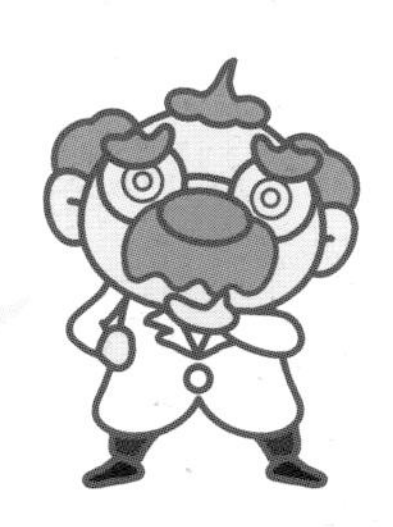
有時候A群鏈球菌（→P32）
也會引起傳染性膿痂疹。

有什麼預防方式和治療方法？

傳染性膿痂疹好發於兒童身上，因為兒童一旦被蚊蟲叮咬或長出汗疹時，容易耐不住搔癢而抓個不停，再加上他們常用沾附細菌的手到處亂摸，對習慣從損傷的皮膚進入人類體內的我們來說，真的是最佳感染對象。我們尤其偏好喜歡挖鼻孔的小孩，沾附在他們手上的機會愈多，我們就愈能到處趴趴走。

部分人類為了徹底消滅我們，常於清洗、消毒傷口後再覆蓋一層紗布，這麼做無法阻止我們聚集在傷口處，卻能避免我們四處擴散。

我們的夥伴

傳染性軟疣

傳染性軟疣病毒

感染傳染性軟疣病毒時，皮膚上長出水疱般的圓形丘疹，雖然會自然痊癒，但抓破丘疹時，不僅細菌容易蔓延至身體其他部位，也可能傳染給其他人。多發生於3歲左右的兒童身上。

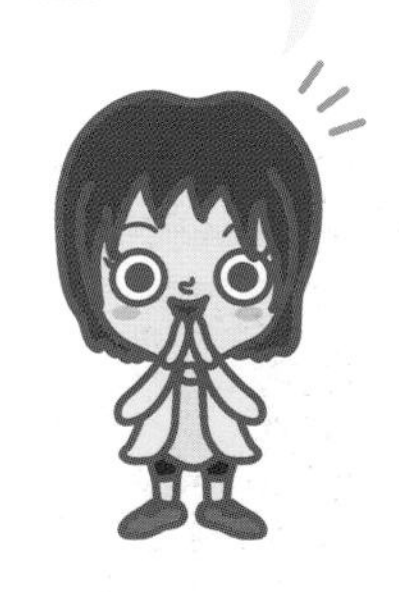
為避免抓傷皮膚，務必將指甲
修剪得短一些。

急性出血性結膜炎

腸病毒等

我是1960年造成結膜炎大流行的罪魁禍首。

眼睛會充血、紅腫！

▶▶ 遭到感染的人類，會有突然眼睛疼痛的症狀，發炎時則出現充血、紅腫現象。

▶▶ 我常透過沾附在揉眼睛的手、毛巾、手帕上等方式散播。

病原體種類

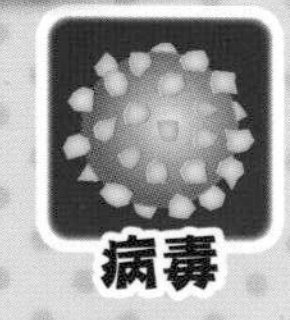

病毒

潛伏期	1～3天
疫苗	沒有
危險度	💀💀（2/5）
主要症狀	眼睛疼痛、充血、出血、眼瞼紅腫、眼部有大量分泌物
需特別留意的年齡層	所有年齡層

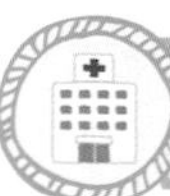

急性出血性結膜炎是什麼樣的疾病？

我是腸病毒，人類的結膜一旦受到感染，會引起急性出血性結膜炎。結膜是指覆蓋於眼瞼內側與鞏膜上的薄膜。

急性出血性結膜炎曾於1969年大爆發，由於時值阿波羅11號首次登陸月球，一度還被懷疑是從月球帶回來的新型病原體，也因為這樣的緣故，急性出血性結膜炎被暱稱為「阿波羅11號結膜炎」。

病毒入侵眼睛時，出現眼睛突然疼痛、眼睛不適、結膜充血或出血、畏光、眼部有大量分泌物等症狀。

克沙奇病毒（→P38）也是造成急性出血性結膜炎的原因。

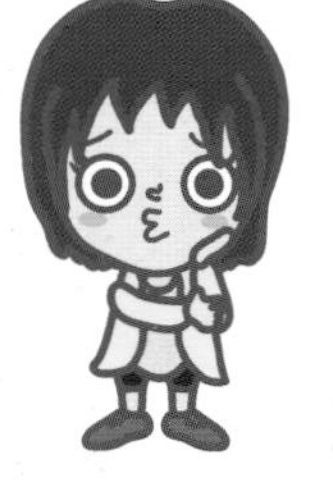

有什麼預防方式和治療方法？

眼睛因感染而流淚時，大家肯定很想用手揉眼睛吧？這個動作我最愛了！。這樣我就有機會沾附在感染者手上，進而傳染給其他人。

很遺憾的是目前並沒有能夠直接消滅我的有效藥物，醫生只能針對眼睛的不適開立消炎藥水，再來就是感染者務必自行安靜休養。

預防方法是勤洗手、不要將自己的毛巾或手帕借給他人使用、擦拭眼睛分泌物或眼淚時，盡量使用衛生紙或面紙。不過，大家若做得太徹底，就換我傷腦筋了……。

我的夥伴

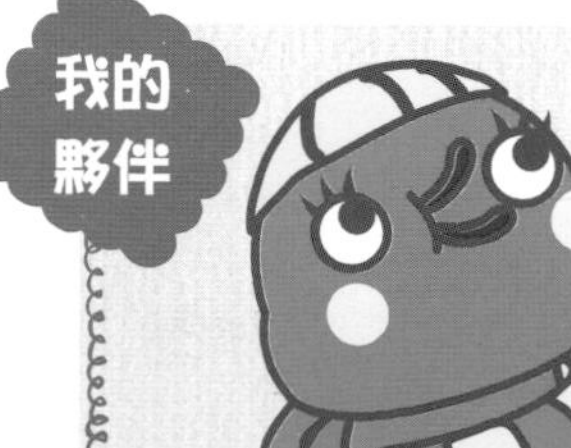

流行性角結膜炎

腺病毒

大家知道腺病毒嗎？腺病毒侵入眼睛結膜會引起流行性角結膜炎。眼睛有紅腫現象，所以也稱為「紅眼症」。

雖然引起咽結膜熱（→P40）的也是腺病毒，但這兩種腺病毒是不同類型。

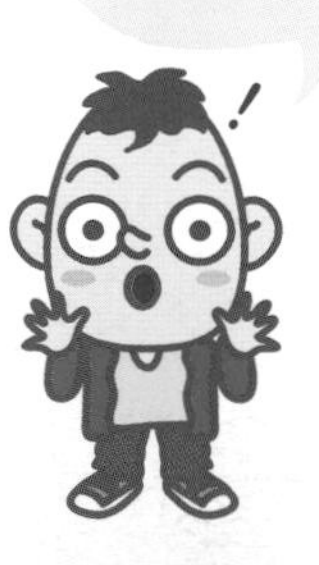

愛滋病（後天免疫缺乏症候群）

HIV（人類免疫不全病毒）

免疫力下降時，
容易引發伺機性感染。

▶▶ 在進入人類體內後，我開始破壞人體原有的免疫系統，使人體的抵抗力降低，這時再伺機促使愛滋病發病。

▶▶ 我的潛伏期很長，宿主感染後也不會立即察覺。

▶▶ 母子間透過分娩和哺育母乳而垂直感染，但最主要的感染途徑還是不安全的性行為。

病原體種類

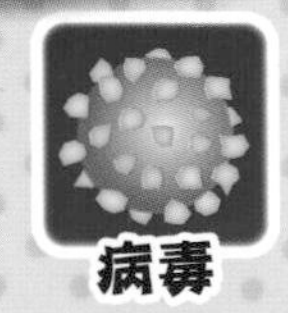
病毒

潛伏期	數年～10年
疫苗	沒有
危險度	4/5
主要症狀	伺機性感染、惡性淋巴瘤等癌症
需特別留意的年齡層	10～60歲

愛滋病是什麼樣的疾病？

大家稱我為HIV，其實我的正式名稱為人類免疫不全病毒。大家知道「免疫不全」是什麼意思嗎？人類具備一種能保護身體免受各種疾病侵害的免疫系統，而我厲害的地方是能夠破壞這個免疫系統裡的重要細胞。當細胞損壞導致免疫不全，這個系統便無法發揮正常功效。

這是一件非常可怕的事，一些平時不怎麼起眼的疾病，可能在這時候演變成重症，這就稱為伺機性感染，是愛滋病最主要的症狀。

愛滋病的感染途徑包含輸血或注射等血液感染、分娩或哺育母乳的垂直感染，以及最主要的感染途徑——不安全的性行為。

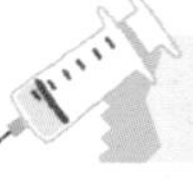

有什麼預防方式和治療方法？

目前沒有能夠完全消滅我的藥物，若能經由血液檢查及早發現病毒，或許有機會服用某些藥物以制止我在體內不斷增生。如此一來，愛滋病將不再像過去一樣是不治之症。

但是！大家能夠早期發現我的存在嗎？日本的愛滋病病例增加了，但仍舊有不少人認為這是國外才有的疾病，這樣怎麼可能早期發現我的存在呢？再加上感染愛滋病的人通常不會立即發病，除了確實接受檢查外，實在別無他法。

想更了解這種感染症！

難以治療的伺機性感染症

健康的人不會發病，唯有免疫力下降時才發病，這種感染症稱為伺機性感染症。致病的病原體就近在我們身邊，再加上沒有特效藥，才導致治療變得困難重重。

罹患愛滋病時，可經由早期治療來降低死亡率！在全國各保健所都能接受免費的匿名檢查。

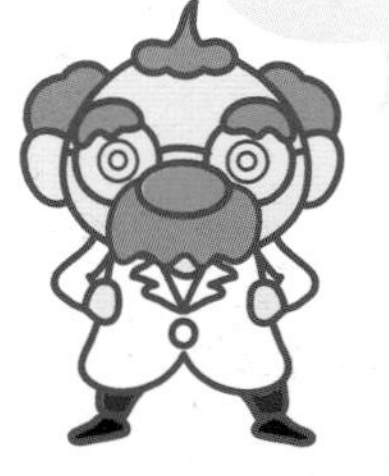

小兒麻痺（急性脊髓灰白質炎）

小兒麻痺病毒

手腳留下麻痺後遺症的情況並不多。

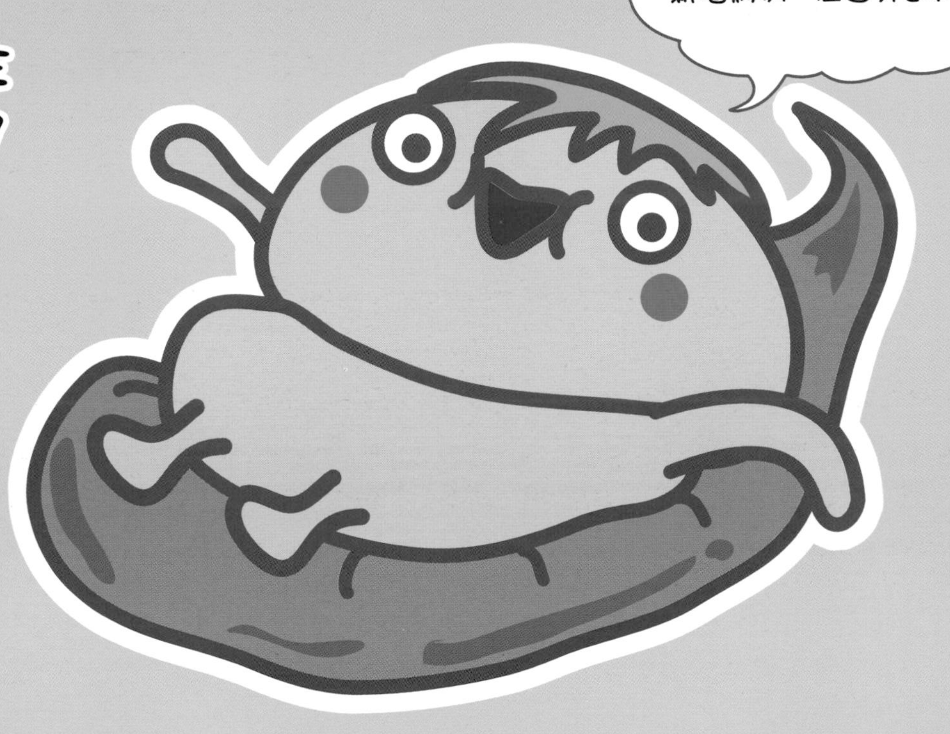

- 我經常由人類口腔進入體內，引起名為小兒麻痺的疾病。
- 小兒麻痺好發於嬰幼兒，但我無法靠近已經接種疫苗的嬰幼兒。
- 日本新生兒必須接種4劑預防疫苗。

病原體種類

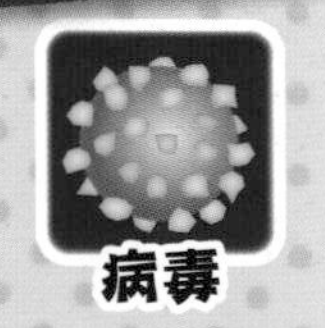
病毒

潛伏期	4～35天（平均15天）	主要症狀	多半無症狀，或者有鼻炎、咽喉炎、腸胃炎等類似感冒的輕微症狀，少數人有手腳麻痺現象。
疫苗	小兒麻痺疫苗		
危險度	💀💀💀💀（4/5）	需特別留意的地區	非洲、東南亞

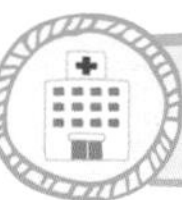

小兒麻痺是什麼樣的疾病？

我是一種只感染人類的病毒，經由人類口腔進入體內，並在腸道裡增生，最後混在糞便裡排出體外。人類的手接觸糞便時，我便趁機沾附在他們手上，然後再從他們的口腔進入體內。

部分小兒麻痺感染者會出現類似感冒的輕微症狀，但多數感染者常在沒有任何症狀發生的情況下自行產生抗體。

少數感染者因為我入侵脊髓而造成手腳麻痺，也可能一輩子留下麻痺後遺症。其中部分病例還因為呼吸困難而死亡。我也沒想到會造成這麼嚴重的後果，真的是始料未及……。

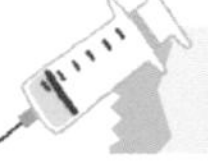

有什麼預防方式和治療方法？

目前沒有消滅小兒麻痺病毒的有效治療方法。但似乎有預防病毒感染的疫苗。日本的新生兒於出生後3～12個月內要先施打3劑，長大一些後再施打1劑，共4劑的預防疫苗。……這麼一說我才發現，都是這些疫苗害我無法繼續留在日本。

日本自1980年起就沒有新增的小兒麻痺病例，但我目前在國外依舊很活躍，部分地區仍列為小兒麻痺的高風險區。如果有人來自日本，我很想藉由他們再次前往日本走走看看。但現在的日本人幾乎都對我都有抵抗力了，想在日本久留可能有點困難。

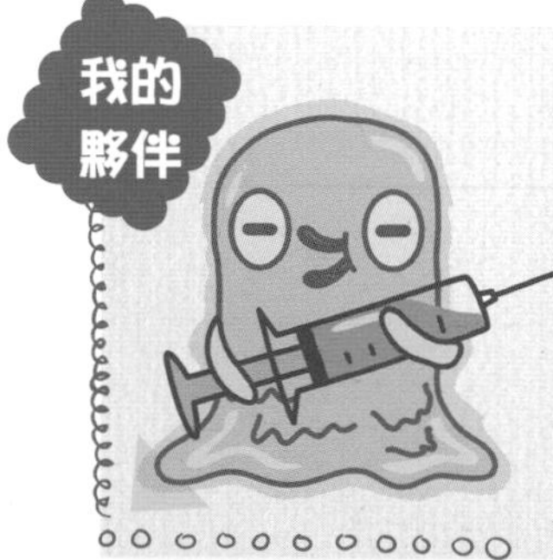

白喉

白喉棒狀桿菌

特徵是咽喉部位會形成白色偽膜。白喉棒狀桿菌散發的毒素會侵犯心臟和神經，嚴重的話可能有生命危險。日本政府規定國人一定要接種疫苗，因此目前不再有新增的白喉病例。

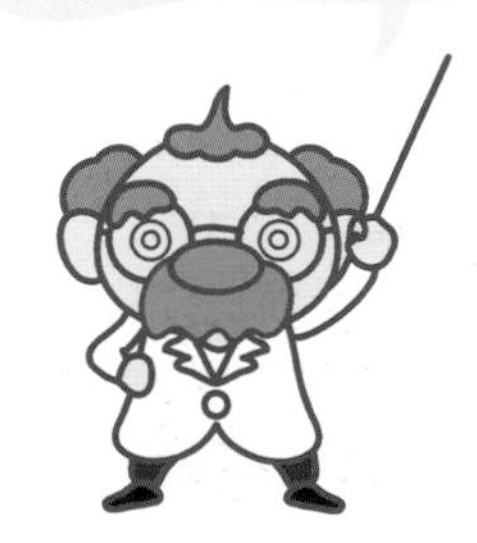

雖然日本目前沒有感染病例，但病毒仍可能來自國外，國人務必接種疫苗才行。

伊波拉病毒感染症

伊波拉病毒

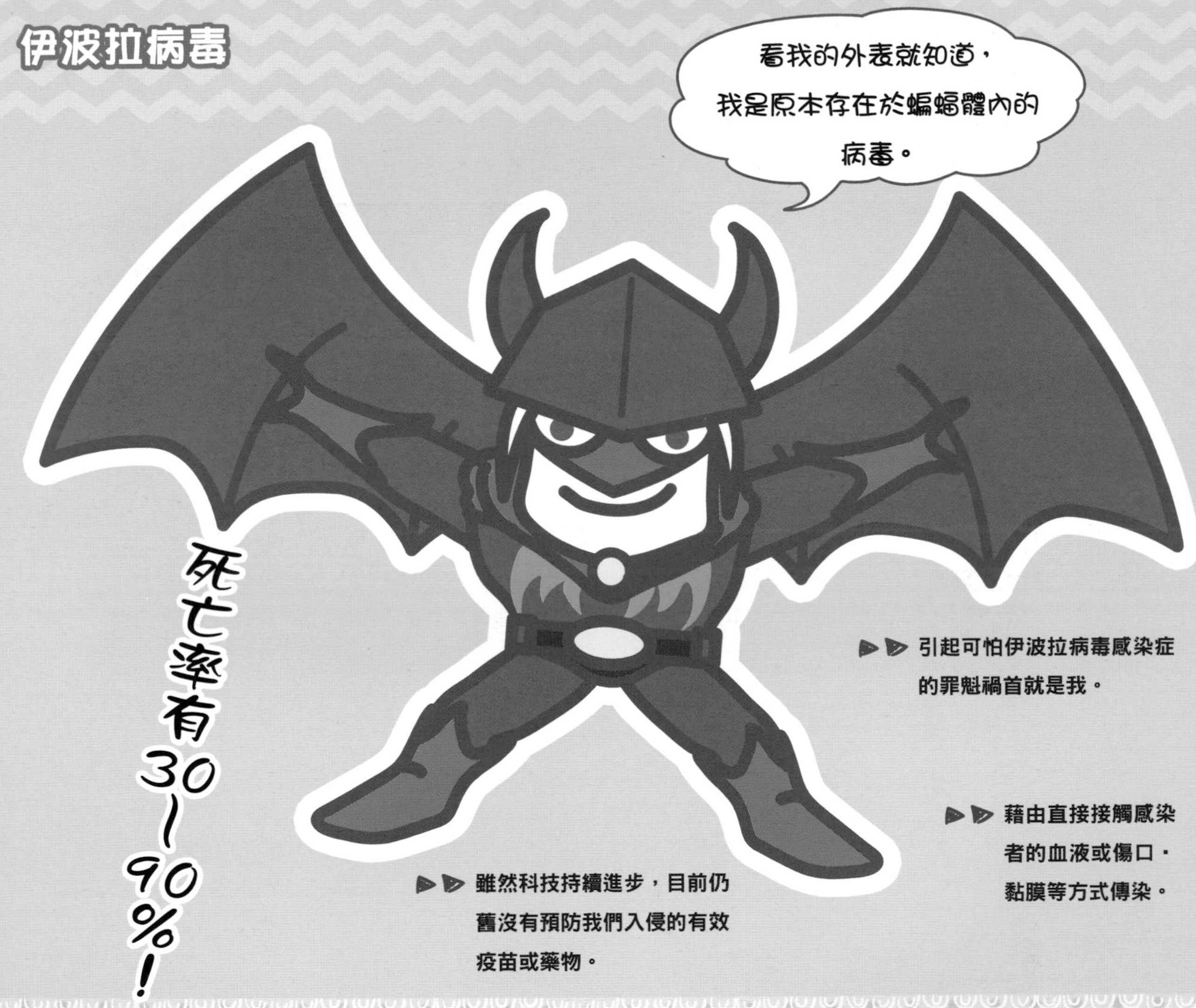

看我的外表就知道，
我是原本存在於蝙蝠體內的
病毒。
死亡率有30～90%！

▶▶ 引起可怕伊波拉病毒感染症的罪魁禍首就是我。

▶▶ 藉由直接接觸感染者的血液或傷口、黏膜等方式傳染。

▶▶ 雖然科技持續進步，目前仍舊沒有預防我們入侵的有效疫苗或藥物。

病原體種類

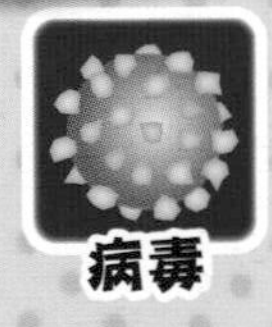
病毒

潛伏期	2～21天
疫苗	沒有
危險度	☠☠☠☠☠
主要症狀	發燒、頭痛、嘔吐、腹瀉、肌肉痛、全身出血
需特別留意的地區	非洲

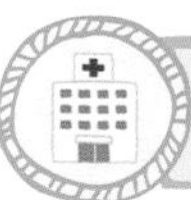

伊波拉病毒感染症是什麼樣的疾病？

我是1976年才被發現的新型病毒，原本一直潛伏在蝙蝠體內。

感染伊波拉病毒時，會有突發性高燒、嚴重頭痛、嘔吐和腹瀉等症狀。不少人還有鼻子或牙齦出血現象。伊波拉病毒感染症有3～9成的死亡率，但致死原因並非出血，多半是劇烈的腹瀉與嘔吐引發嚴重脫水所致。

我潛伏在感染者的血液、汗水、唾液、嘔吐物、排泄物裡，然後經由接觸者損傷的皮膚或黏膜進入他們體內。感染者的家屬、主治醫師、護理師通常是最容易被傳染的對象。

2014年的西非幾內亞曾經爆發大流行，疫情甚至擴散至鄰國，聽說當時的死亡人數超過1萬人。

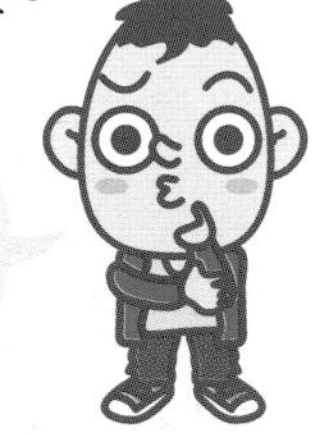

有什麼預防方式和治療方法？

目前研發人員致力於研發消滅我的藥物和預防疫苗，但似乎尚未成功。目前只能針對我引起的症狀施以緩解治療。

在全世界引起這麼大的騷動，我自知責任在我，我願意給大家一些防範小撇步以聊表歉意。首先，害怕感染伊波拉病毒，就千萬不要靠近伊波拉病毒感染者。前往流行伊波拉病毒感染症的地區時，絕對不要直接接觸野生動物。畢竟我不僅存在於蝙蝠體內，也會感染猴子等野生動物，然後再經由這些野生動物傳染給人類。

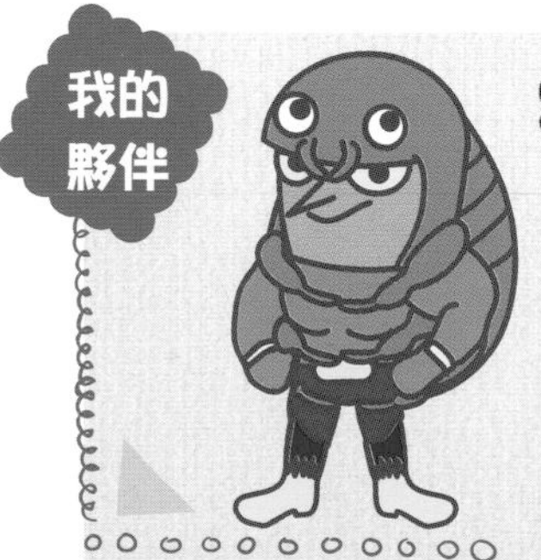

克里米亞剛果出血熱

克里米亞剛果出血熱病毒

克里米亞剛果出血熱和我所引起的伊波拉病毒感染症有相同症狀。克里米亞剛果出血熱的致病原是克里米亞剛果出血熱病毒，透過帶有病毒的蜱類（叮咬過病畜的牛、山羊等）傳染給人類。目前沒有預防疫苗和有效治療藥物，一旦感染，病情惡化速度相當快，死亡率也高達30%。

感染者的家屬和主治醫師接觸感染者時務必非常小心！

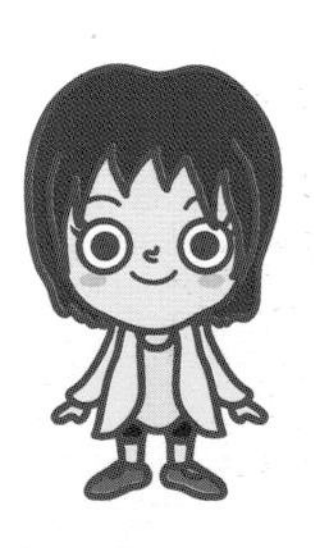

主要 經由飲食等傳染的感染症

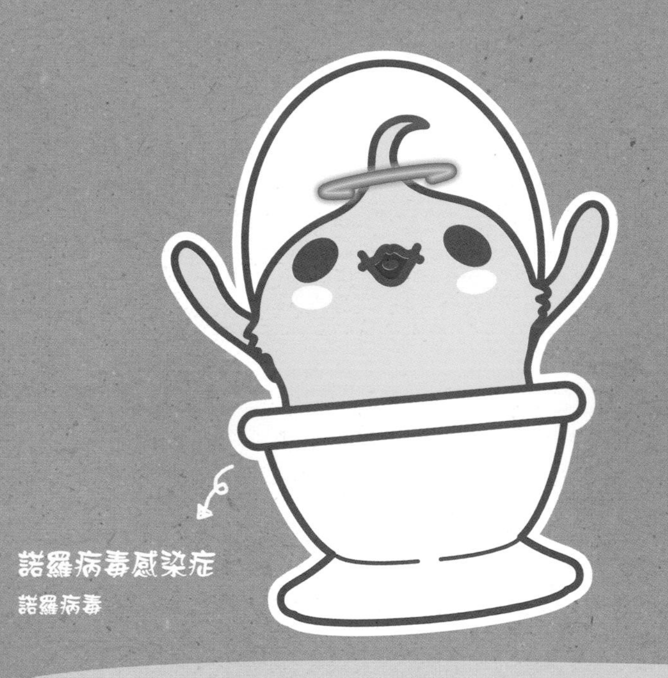
諾羅病毒感染症
諾羅病毒

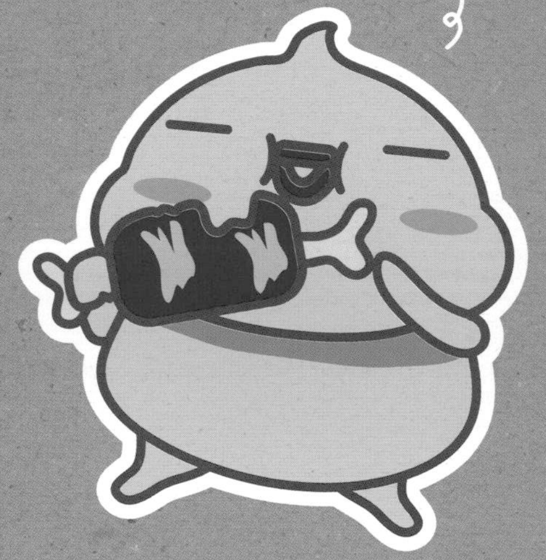
腸道出血性大腸桿菌感染症
O157等

我們這些經由飲食傳染的感染症病原體，容易引起食物中毒。我們連同飲食一起從人類的口腔進入體內，引發讓宿主傷透腦筋的腹痛、腹瀉和嘔吐等症狀。我們造成的感染症包含諾羅病毒感染症、腸道出血性大腸桿菌感染症、沙門氏桿菌感染症、霍亂等。

過去只要潛伏在井水或河水裡，便能輕易引爆大流行，但現在的我們真的安分許多。畢竟一轉開水龍頭，流出來的都是經過消毒的乾淨水源，而且幾乎沒有人會直接飲用井水或河水了。

不過，我們後來發現有不少人喜歡吃沒有煮熟的肉或生的魚貝類，看來我們還是有不少機會能

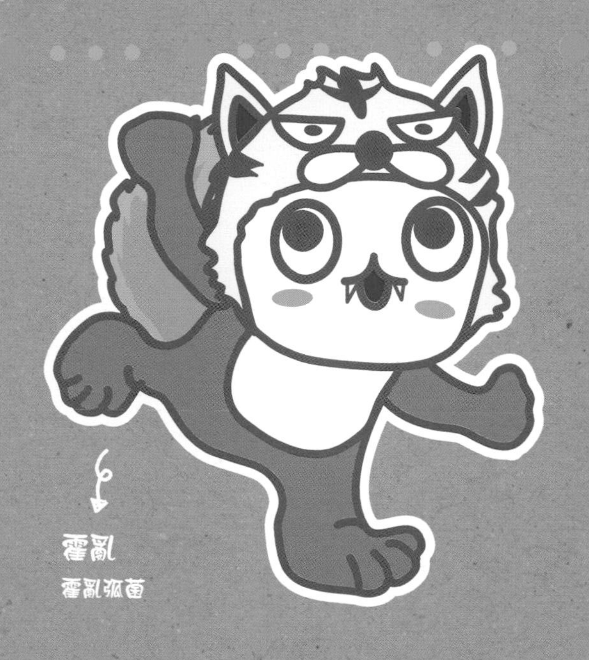

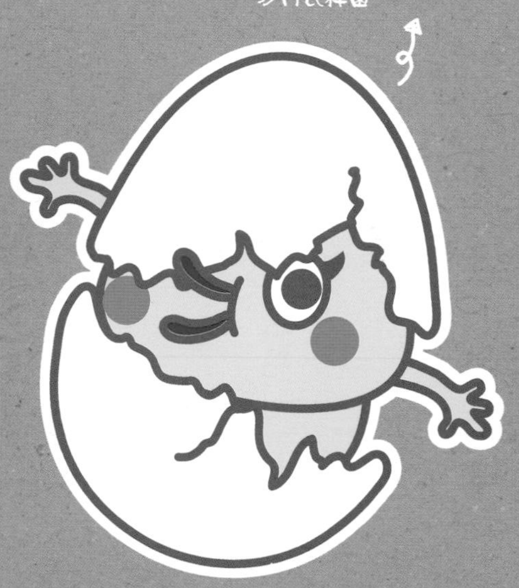

夠四處散播。另一方面，營養午餐或餐廳的烹調廚房裡，如果有人不愛洗手或不戴口罩，我們相對有更多機會將細菌散播出去，而這也是大家常說的集體食物中毒。

我們最討厭那些喜歡將廚房打掃得乾乾淨淨的人，以及會確實將肉品煮熟後再食用的人。尤其平時喜歡使用肥皂清潔手部的人，更是我們最不想親近且避之唯恐不及的對象！

諾羅病毒感染證

諾羅病毒

一整年都可能發生！
容易爆發群聚感染！

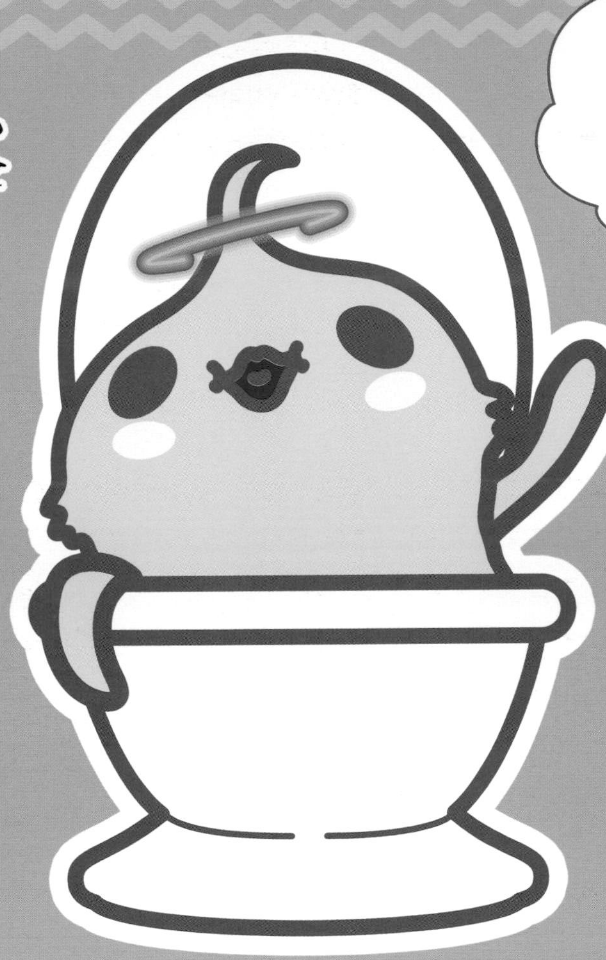

我最喜歡廁所！因為感染者常在廁所裡腹瀉或嘔吐，這樣我就有機會四處擴散了。

▶▶ 引起諾羅病毒感染症這種食物中毒的罪魁禍首是我－諾羅病毒。

▶▶ 致病原因與食用未煮熟的雙枚貝類（如牡蠣等）有關。不小心接觸感染者的糞便或嘔吐物，也可能被感染。

▶▶ 諾羅病毒感染症主要有腹瀉、嘔吐等症狀。

病原體種類

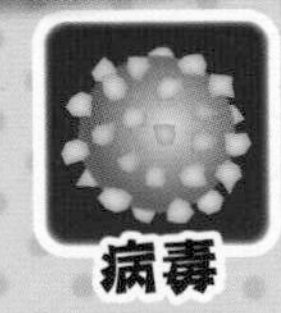

病毒

潛伏期	12～48小時
疫苗	沒有
危險度	2/5
主要症狀	噁心、嘔吐、腹瀉、腹痛、頭痛、發燒
需特別留意的年齡層	所有年齡層

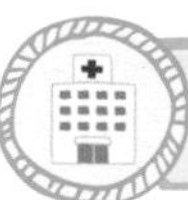

諾羅病毒感染症是什麼樣的疾病？

我是引起諾羅病毒感染症的病毒。諾羅病毒感染症是一種有噁心、嘔吐、腹瀉、腹痛、頭痛、發燒等症狀的食物中毒。1整年都可能發生，但冬季感染的人特別多。

我平時潛伏於雙枚貝類裡，當人類食用未完全煮熟的貝類，我便趁機侵入體內。之後我再混進感染者的糞便和嘔吐物中，當有人用觸摸過這些排泄物的手拿取食物，就能使對方遭到感染。

我能夠從糞便或嘔吐物中變成灰塵飄蕩在空氣中，也能沾附在人類手上，再透過人類觸摸各種物體而散播至各地。

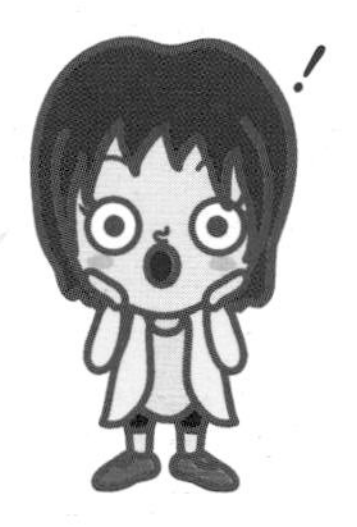

流行食物中毒的季節並非只有食物容易腐敗的夏季！

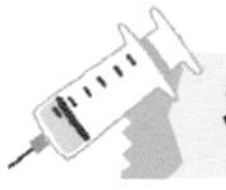

有什麼預防方式和治療方法？

感染者嘔吐或腹瀉後的廁所裡處處都有我的蹤跡。若要消毒廁所，非得使用氯系漂白水或二氧化氯消毒劑才行，否則我一概覺得不痛不癢。

我平時也會潛伏在牡蠣等雙枚貝類裡。或許有人決定再也不吃貝類，但其實你們不用矯枉過正，由於我非常怕熱，你們只需要確實將食物煮熟，我自然會逃之夭夭。

據說目前尚無預防疫苗和有效的治療藥物，大家只能勤洗手以杜絕我找上門。

……啊，我怎麼把我的弱點全說出來了。

我的夥伴

輪狀病毒感染症

輪狀病毒

輪狀病毒感染症的病原體是長得像車輪的輪狀病毒。感染後出現嚴重腹瀉、嘔吐、發燒、脫水等症狀。任何人都可能遭到感染，尤其是嬰幼兒。據說現在好像有自費疫苗可以接種。

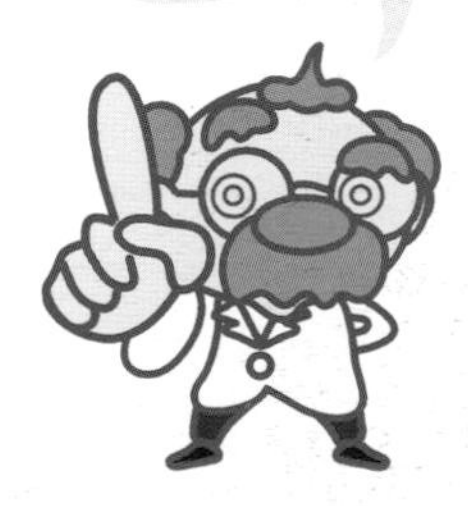

覺得噁心想吐時，採側臥姿勢睡覺。同時也能避免嘔吐物堵住氣管。

腸道出血性大腸桿菌感染症

O157等

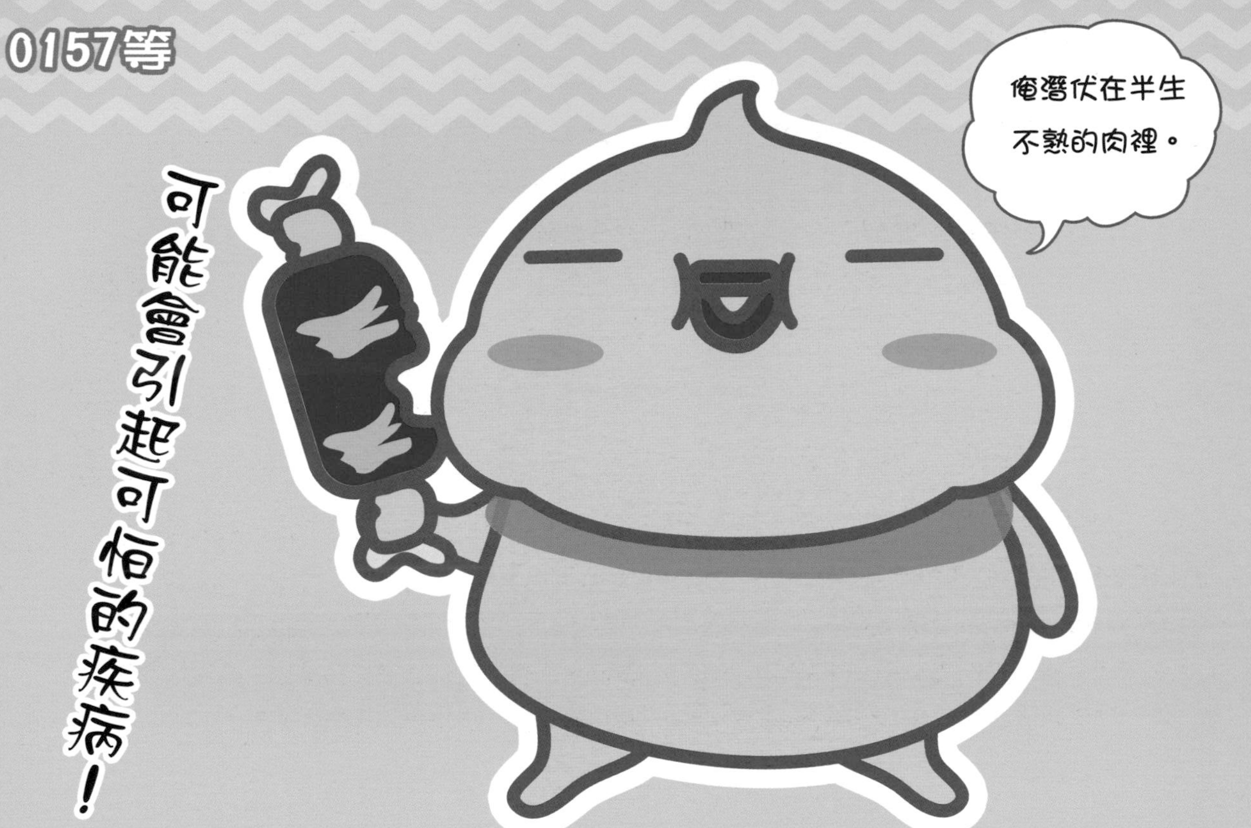
俺潛伏在半生
不熟的肉裡。
可能會引起可怕的疾病！

俺—O157是引起腸道出血性大腸桿菌感染症的大腸桿菌，隨著食物或水一起進入人類體內，並在體內製造志賀氏毒素。

腸道出血性大腸桿菌感染症的主要症狀是腹瀉和腹痛，但需要格外留意更嚴重的疾病。

俺怕火，無法在確實煮熟的食物裡活下去。

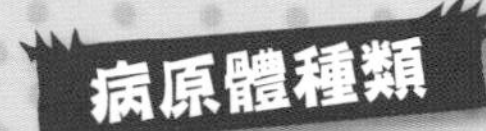

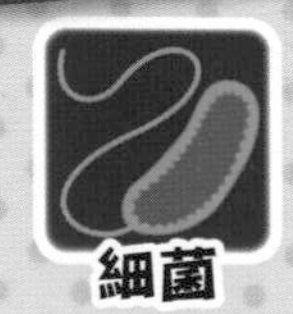

潛伏期	3～5天 （最短1天～最長8天）	主要症狀	腹瀉、腹痛、發燒、噁心、血便
疫苗	沒有		
危險度	●●●●○	需特別留意的年齡層	所有年齡層

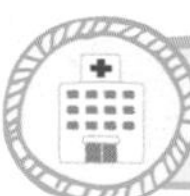

腸道出血性大腸桿菌感染症是什麼樣的疾病？

俺屬於大腸桿菌的一種。人類腸道內有各式各樣的大腸桿菌，絕大多數是無害的，但俺例外，俺是會製造志賀氏毒素，進而引發疾病的可怕大腸桿菌。

俺平時潛伏在被牛等家畜或人類糞便汙染的地下水中，只要瞄準機會，就長驅直入人類體內。俺的傳染力很強，有時會引發腸道出血性大腸桿菌感染症。

感染大腸桿菌的患者主要有嚴重的腹瀉、腹痛和血便等症狀。部分患者會因為併發溶血性尿毒症候群而死亡。

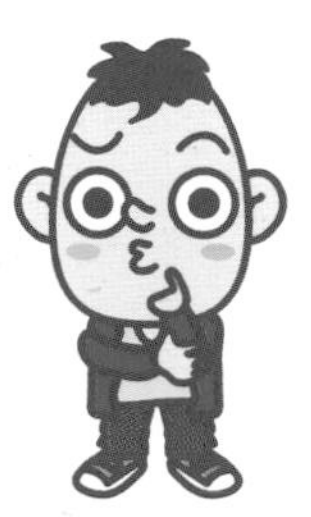

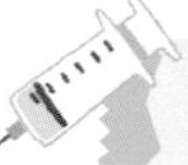

有什麼預防方式和治療方法？

俺多半混在食物或飲用水中進入人類體內，例如半生不熟的肉。為什麼是半生不熟呢？偷偷跟你們說，那是因為俺很怕熱，完全煮熟的肉太燙了，俺一刻也待不住。當大家開心的烤肉時，有人吃了還沒烤熟的肉，或者烤肉和吃肉時共用一雙筷子，那就等同於為俺製造侵入體內的機會。

其實感染者只要遵照醫師的指示按時服藥就會痊癒，但自行停藥或擅自服用止瀉藥，反而會加重病情，大家務必留意這一點。

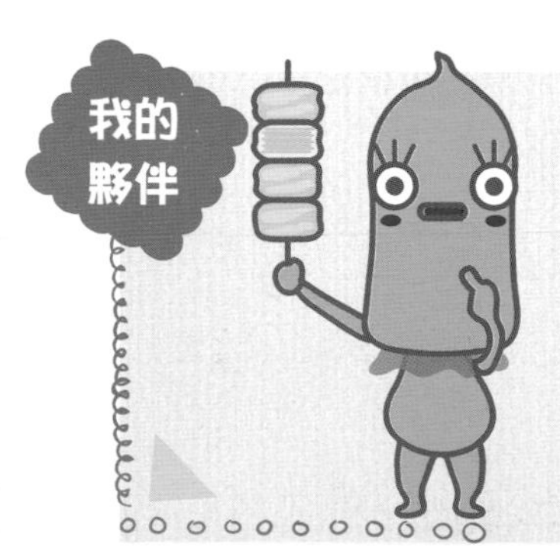

彎曲桿菌症

彎曲桿菌

彎曲桿菌症也是一種會造成腹瀉、腹痛、嘔吐、頭痛等症狀的食物中毒。彎曲桿菌常由半生不熟的雞肉進入人類體內。兒童和高齡者一旦感染，容易演變成重症。

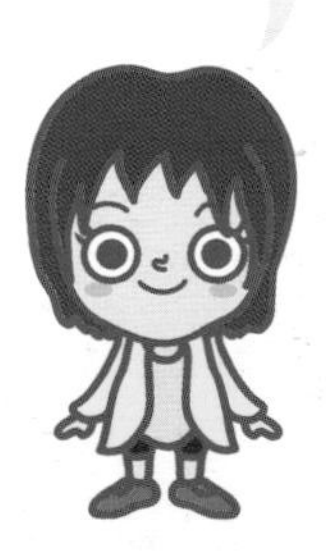

為避免引起食物中毒，烹調料理時先處理沙拉類，最後再處理肉類。

沙門氏桿菌感染症

沙門氏桿菌

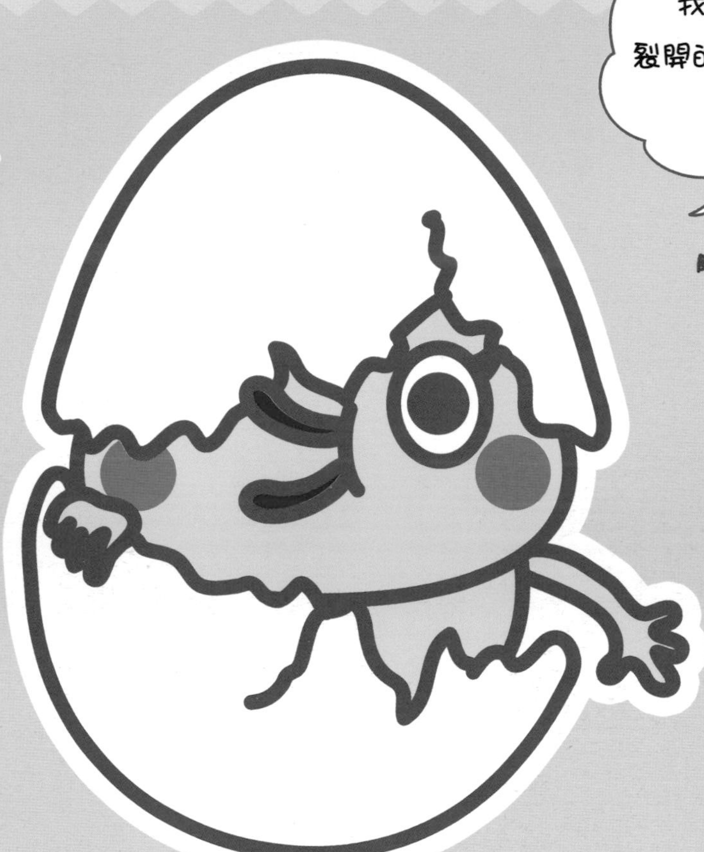

我也經常潛伏在
裂開的蛋和半生不熟的
肉裡面。
各種動物都可能成為感染源！

- 我會侵入人類體內，引起沙門氏桿菌感染症。
- 雞、牛、豬、狗、貓、烏龜、蛇、青蛙、蠑螈等動物的腸道內都有我的蹤影。
- 不少人吃了裂開的蛋或未充分煮熟的肉而感染沙門氏桿菌。

病原體種類

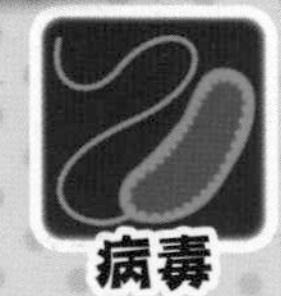

潛伏期	12～36小時（最短6小時～最長72小時）	主要症狀	發燒、嘔吐、腹痛、腹瀉
疫苗	沒有		
危險度	●●●○○	需特別留意的年齡層	所有年齡層

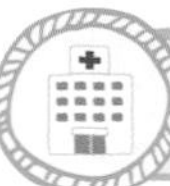

沙門氏桿菌感染症是什麼樣的疾病？

我侵入人類體內後，會引起一種名為沙門氏桿菌感染症的食物中毒。主要症狀有發燒、嘔吐、腹痛、腹瀉等，腹瀉太嚴重可能會引起脫水。尤其孩童或高齡者感染後，容易演變成重症。

我潛伏在裂開的雞蛋或生肉裡，其他像是狗和貓等哺乳類、烏龜和蛇等爬蟲類、青蛙和蠑螈等兩棲類的腸道內、身體表面也都有我的蹤跡。

人類吃了帶有我這種病菌的食物，容易罹患沙門氏桿菌感染症。假如我入侵學校的營養午餐，可能因此引發集體食物中毒。

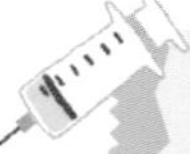

有什麼預防方式和治療方法？

我潛伏在雞、牛、豬的腸道裡，大家吃了裂開的雞蛋或半生不熟的肉，容易感染沙門氏桿菌。不過，我很怕熱，只要確實將肉煮熟，我就會自動逃之夭夭。啊！這是祕密，不要告訴別人喔！

我怕熱，但我完全不怕乾燥和低溫，就算是冷凍食品，我還是可以活下去。另一方面，很多動物的身體表面都有我的蹤跡，只要有人摸了這些動物，我就能趁機跑進他們體內。我很厲害吧！

目前沒有預防疫苗和治療藥物，感染時只能多喝水，避免腹瀉等造成脫水。

我的夥伴

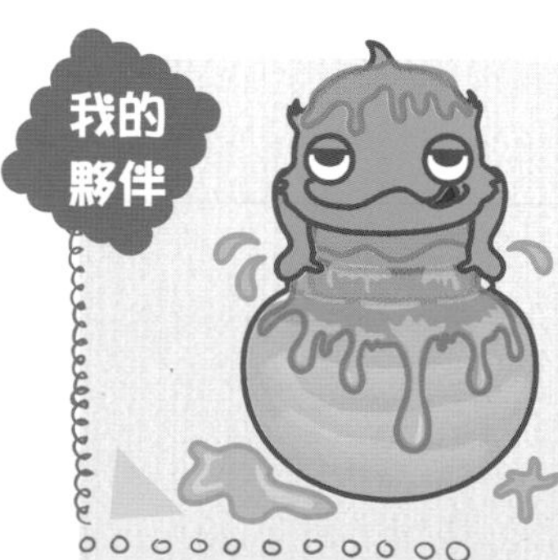

肉毒桿菌中毒

肉毒桿菌

由肉毒桿菌產生的毒素所引起的疾病稱為肉毒桿菌中毒。肉毒桿菌中毒時不會出現一般食物中毒常見的腹瀉和發燒症狀，但有神經麻痺、複視、無法正常走路等現象。肉毒桿菌常潛伏在罐裝或瓶裝等空氣較少的加工食品裡。

嬰兒吃蜂蜜，可能會引起肉毒桿菌中毒，請務必格外留意。

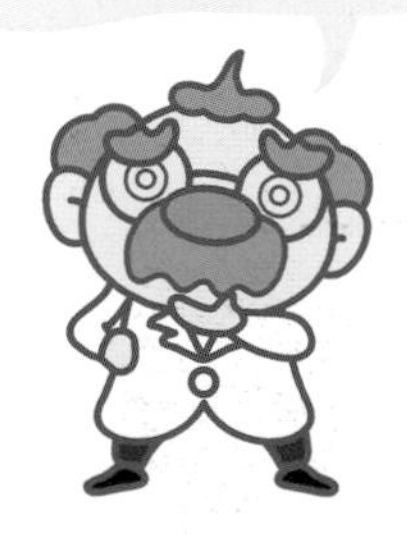

霍亂

霍亂弧菌

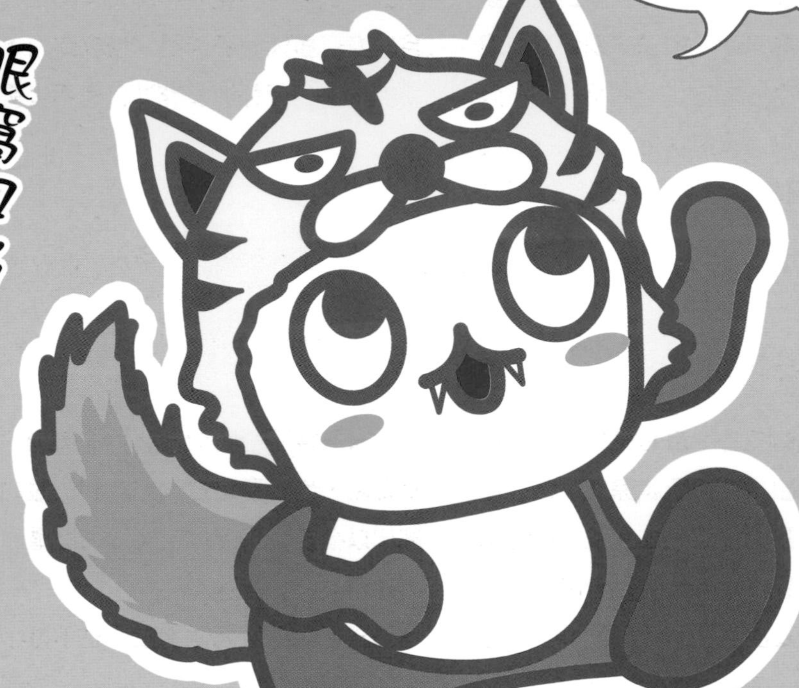

以前的日本稱霍亂為「虎狼狸」，據說是一種虎、狼、狸合體的妖怪所搞的鬼！
眼窩凹陷是霍亂的獨特臉部症狀！

▶▶ 我是引起霍亂的細菌ー霍亂弧菌。

▶▶ 我多半經由生水或生食進入人類體內，並引起霍亂。感染後的主要症狀有持續性腹瀉和嘔吐，而情況太嚴重時可能會導致脫水。

病原體種類

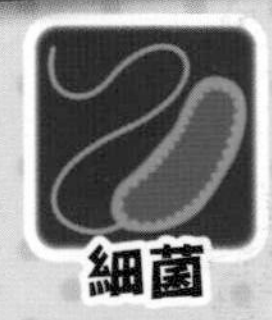

潛伏期	1～3天
疫苗	霍亂疫苗
危險度	☠☠☠☠
主要症狀	腹瀉、嘔吐、肌肉痙攣、眼窩凹陷
需特別留意的地區	亞洲、非洲

霍亂是什麼樣的疾病？

我的名字叫做霍亂弧菌，平時潛伏在生水或生食裡，經由人類口腔進入體內並引起名為霍亂的急性腸胃病。霍亂的主要症狀是嚴重的腹瀉與嘔吐，若演變成重症，容易出現大量水瀉的情況，短短1個小時內會排出將近1公升洗米水般的液體，而流失大量水分易導致嚴重脫水。之後開始出現痙攣、霍亂特有的臉部症狀。霍亂特有的臉部症狀是眼窩凹陷，相對使鼻子和臉頰的骨骼變得十分突出且明顯。

我從故鄉印度發跡，輾轉來到世界各地，並且數次引發大規模流行。現在的日本已經沒有新的病例，但亞洲和非洲仍有不少霍亂患者。

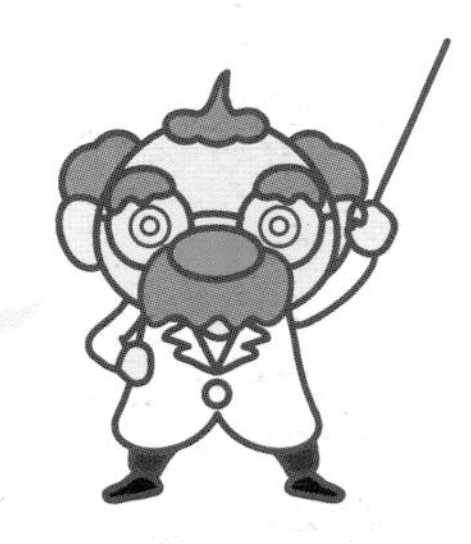

過去的霍亂十分猖獗，
造成死亡率居高不下。

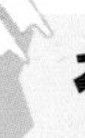

有什麼預防方式和治療方法？

在髒亂地方烹調的食物、沒有充分煮熟的魚貝類，都是我平時出沒的場所。除此之外，在霍亂盛行的地區，我還會出現在生菜、切盤水果、食用冰塊裡。其實這些食物本身或許沒有問題，讓我有機可趁的是水源。大家多半不會發現水源出了問題。

人類已經研發出治療霍亂的藥物，而針對脫水現象，也能透過運動飲料和口服電解質補充液加以補救，若腹瀉的情況太嚴重，還可以注射點滴來緩和症狀。

過去造成無數死傷的我，也不得不佩服這些難纏的人類。

我的夥伴

桿菌性痢疾

志賀氏桿菌

志賀氏桿菌和我一樣，主要透過食物感染。另一方面，志賀桿菌會連同感染者的糞便一起排出，造成其他人因觸摸感染者摸過的門把或毛巾而受到感染。桿菌性痢疾的主要症狀是突如其來的高燒與嚴重腹瀉。

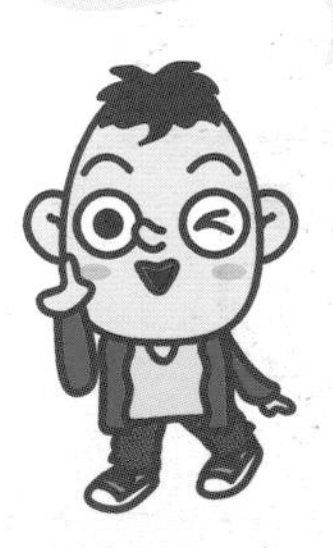

一旦感染霍亂或桿菌性痢疾，記得
隨時補充水分以避免脫水。

主要 經由動物或昆蟲等傳染的感染症

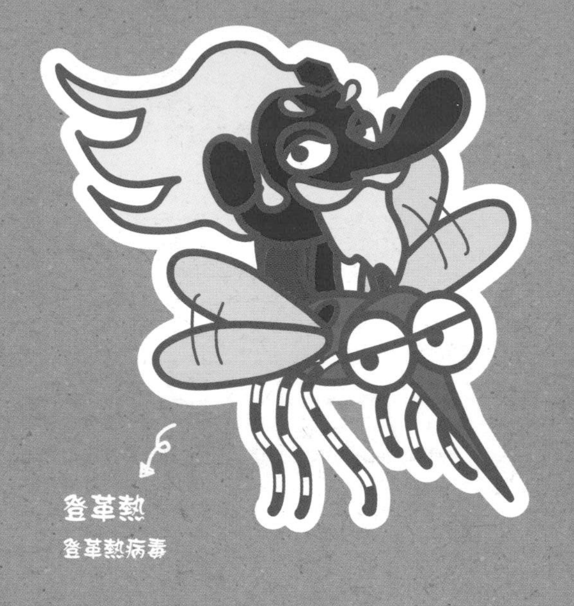

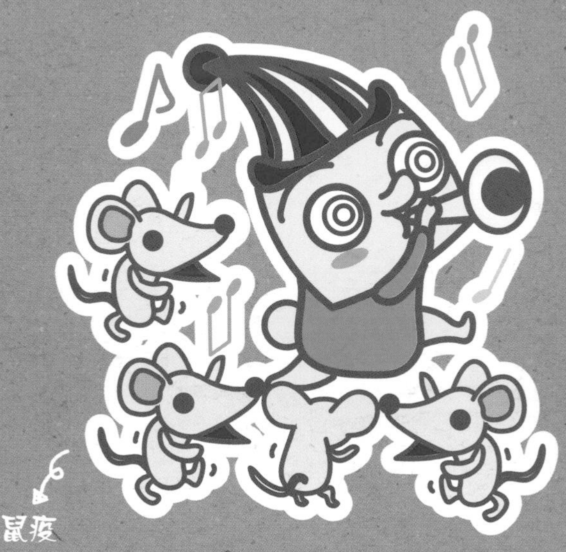

我們這種病原體主要透過動物或昆蟲幫忙散播，平時潛伏在受到感染的蚊子、蜱蟎、狗、老鼠、鳥類等體內。這些動物和昆蟲經常帶著我們四處移動，讓我們有更多機會感染人類。

由病媒蚊引起的疾病有很多，像是登革熱或瘧疾。帶著我們這些病原體四處移動的蚊子雖然主要生存於熱帶和副熱帶，但由於地球暖化造成氣溫逐漸上升，感覺未來有機會能在日本大鬧一場。

除此之外，發熱伴血小板減少綜合症的病原體會隨著蜱蟲四處移動。另外，以狗為首，貓或蝙

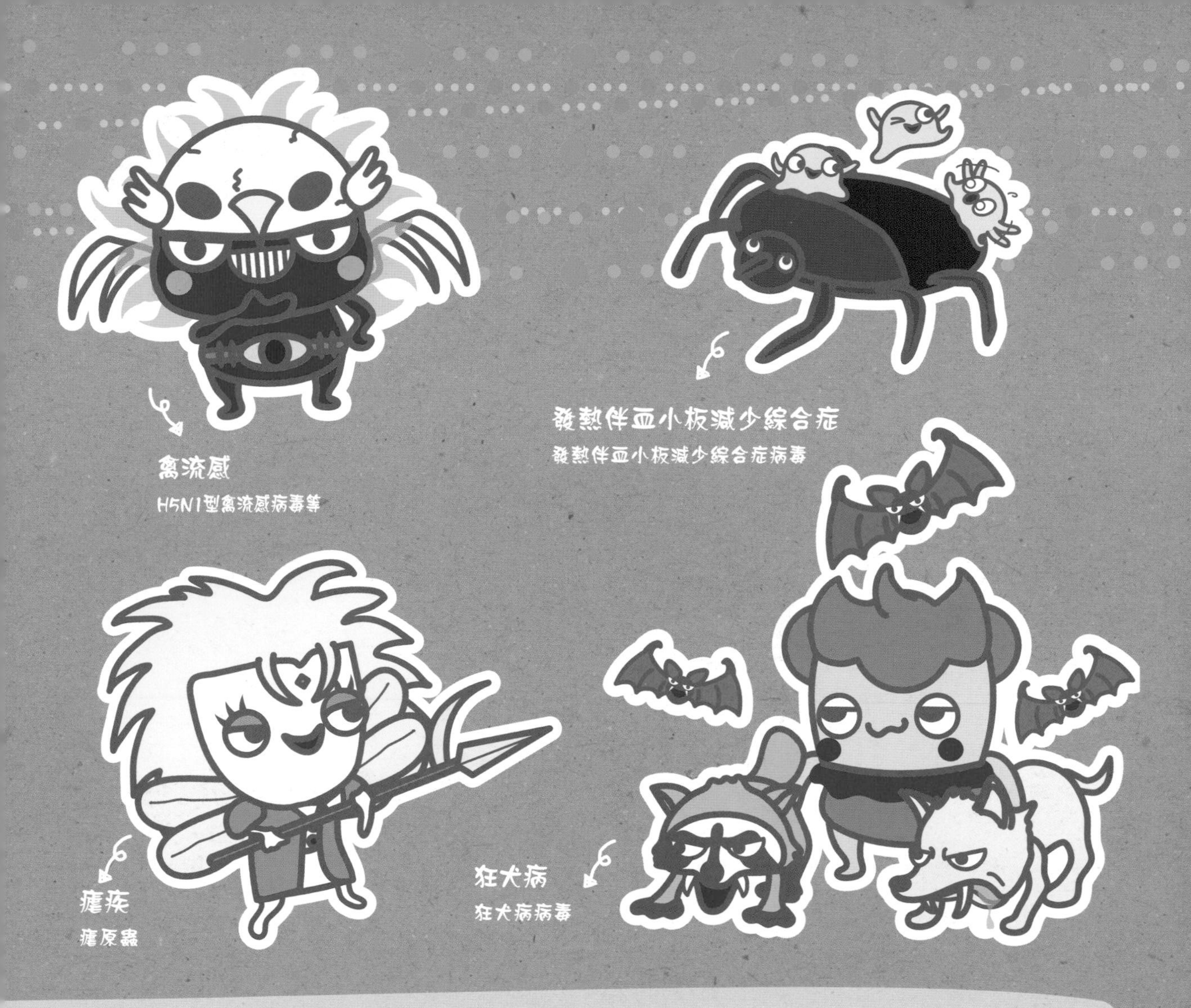
禽流感
H5N1型禽流感病毒等
發熱伴血小板減少綜合症
發熱伴血小板減少綜合症病毒
瘧疾
瘧原蟲
狂犬病
狂犬病病毒

蝠也會助長狂犬病的散播。而老鼠和跳蚤是導致人類感染鼠疫的幫凶。從空中遠渡重洋而來的禽流感則是利用候鳥帶來病毒。

沒有動物和昆蟲就無法感染人類的我們，最討厭那些夏季還穿著長袖・長褲在外活動的人、隨身攜帶防蚊噴霧或防蚊液的人，以及難得到海外卻不親近小狗或當地罕見動物的人！他們的種種行為都讓我們無法步步逼近。

登革熱

登革熱病毒

雖然日文唸起來像「天狗」，但人家是叫做「登革熱」的病毒。

不再是境外移入的感染症！

▶▶ 人家會引起名為登革熱的感染症，而且經常隨著白線斑蚊或埃及斑蚊四處移動。

▶▶ 人家可分為四種類型，當二次感染不同類型的登革熱病毒時，容易演變成重症。

病原體種類

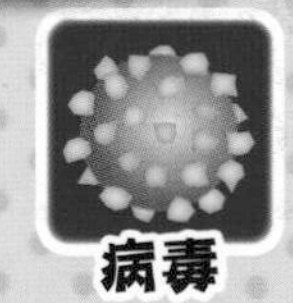

病毒

潛伏期 3～7天

疫苗 沒有

危險度 ●●●●○

主要症狀 發燒、頭痛、眼窩痛、肌肉痛、關節痛、起疹子

需特別留意的地區 東南亞、中南非

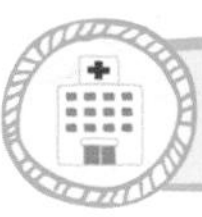

登革熱是什麼樣的疾病？

人家的名字叫做登革熱病毒，經常隨著白線斑蚊和埃及斑蚊四處移動。人類若被登革熱病媒蚊叮咬，就會感染登革熱。發病後出現突發性高燒、頭痛、肌肉痛、關節痛等症狀，部分感染者於發病三、四天後出現短暫的起疹子現象。

人家原本不存在於日本，但日本似乎有不少能協助搬運的白線斑蚊，一旦有登革熱感染者從國外回到日本，人家就有機會隨著白線斑蚊散播至全日本。據說日本於2014年也曾經發生登革熱病例。

另外，登革熱病毒分成四種類型，當二次感染不同類型的登革熱病毒時，容易演變成重症。

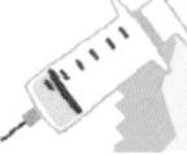

有什麼預防方式和治療方法？

人家討厭蚊香、驅蟲類的殺蟲劑，也不喜歡明明很熱卻還穿著長袖・長褲的人。包得那麼緊害蚊子吸不到血，也害人家沒機會散播病毒。

目前人類還沒有研發出專治登革熱病毒的疫苗和藥物，他們只能拼了命的採取防範措施以避免被蚊子叮咬……。

登革熱的病程不長，從感染病毒發病並開始接受點滴等治療，多數人大約1個星期就會痊癒。但重複感染者，從第二次開始症狀逐漸加重，甚至可能發生出血性登革熱而喪命。

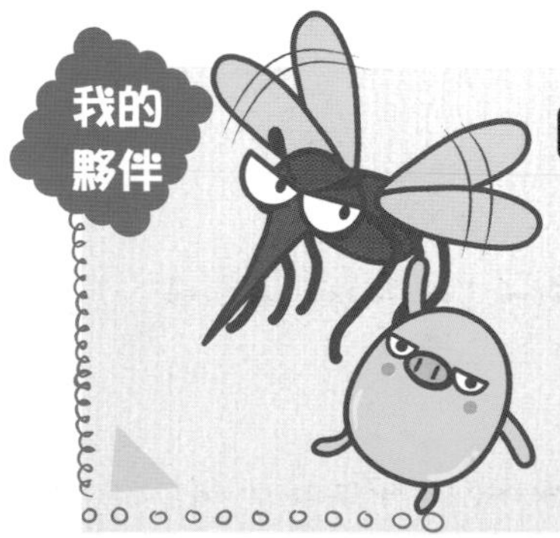

日本腦炎

日本腦炎病毒

日本腦炎病毒在豬隻體內增生，然後藉由叮咬豬隻的三斑家蚊協助搬運，進而使人類感染日本腦炎。發病後會發高燒，可能導致留下精神性後遺症。雖然有疫苗，但日本腦炎的致死率仍高達2～4成。

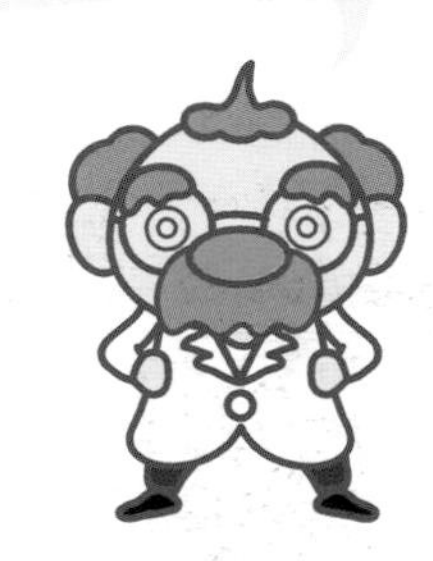

登革熱病毒和日本腦炎病毒的傳播媒介是蚊子，人與人之間不會直接互相傳染。

發熱伴血小板減少綜合症（SFTS）

發熱伴血小板減少綜合症病毒（SFTSV）

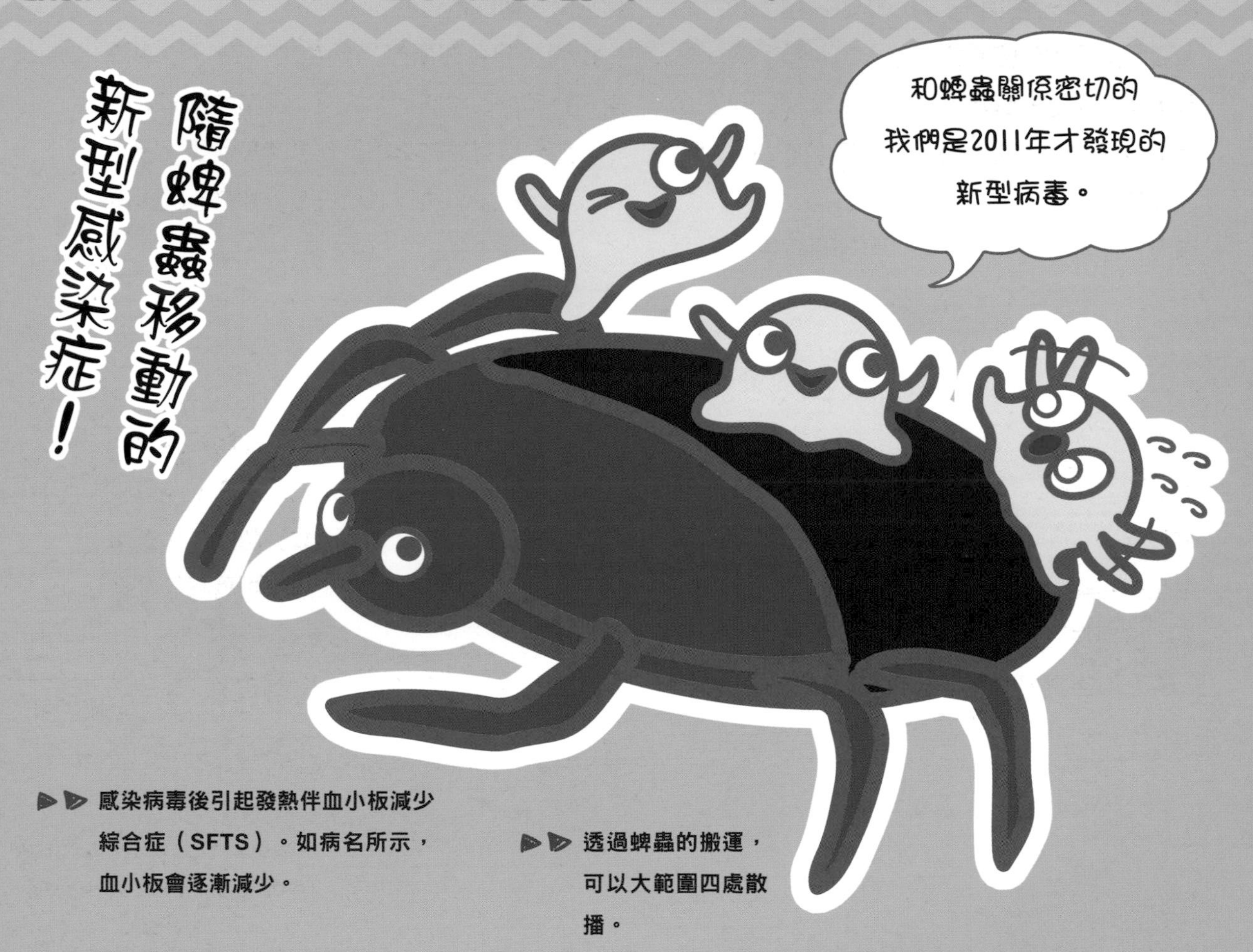
隨蜱蟲移動的新型感染症！
和蜱蟲關係密切的
我們是2011年才發現的
新型病毒。

▶▶ 感染病毒後引起發熱伴血小板減少綜合症（SFTS）。如病名所示，血小板會逐漸減少。

▶▶ 透過蜱蟲的搬運，可以大範圍四處散播。

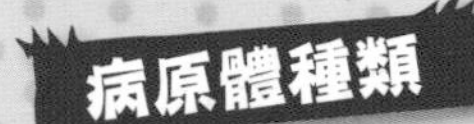

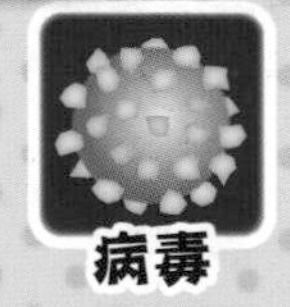

潛伏期　6～14天

疫苗　沒有

危險度　☠☠☠☠

主要症狀　發燒、食慾不振、噁心、嘔吐、腹瀉、腹痛

需特別留意的地區　中國、日本

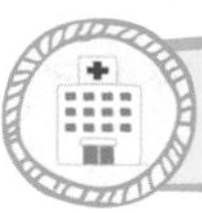

發熱伴血小板減少綜合症是什麼樣的疾病？

我們是2011年初次發現於中國的病毒，日本於2012年發生第一起感染病例。

我們透過蜱蟲的搬運，散播至世界各處。一旦被帶有病毒的蜱蟲叮咬，會引起發熱伴血小板減少綜合症，血小板（具傷口止血功能）和白血球（與體內免疫有關）逐漸減少，另外還有發燒、食慾降低、嘔吐、腹瀉等症狀，甚至可能出現意識不清或出血的情況。高齡者若遭到感染，可能會有生命危險。

我們並非存在所有蜱蟲身上，在日本的時候，我們常以龜形花蜱或長角蜱蟲作為傳播媒介，這兩種蜱蟲在春季至秋季時最活躍，因此這個時期罹患發熱伴血小板減少綜合症的人最多。

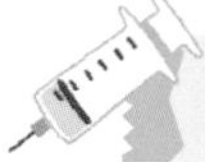

有什麼預防方式和治療方法？

草原或山上草叢裡有許多蜱蟲，我們常在蜱蟲身上靜待牠們叮咬人類的那一刻。但隨身攜帶除蟲噴霧劑或手腳包緊緊的人，對蜱蟲來說也是相當難纏的對象。若遇上這種情況，我們真的感到很沮喪。

對了，告訴你們一個小常識，發現蜱蟲正叮咬你們的皮膚時，最好立即前往皮膚科就診。硬用蠻力抓起蜱蟲，牠的口器可能會卡在皮膚上。若無法立即前往醫院，建議將凡士林塗抹在蜱蟲身上讓牠無法呼吸，然後再用鑷子輕輕取下。

啊啊！我又講太多了，蜱蟲在瞪我了！

我的夥伴

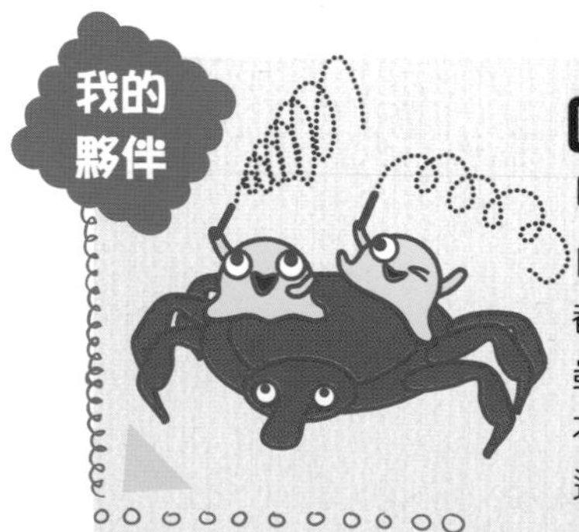

日本紅斑熱

日本立克次體

日本立克次體是引起日本紅斑熱的細菌，他和我們一樣都以蜱蟲作為傳播媒介。人類被帶有日本立克次體的蜱蟲叮咬時，會出現高燒、手腳起紅色疹子等症狀。在日本的日本立克次體主要由長角蜱蟲和褐黃血蜱負責搬運。

其實研究人員至今尚未調查清楚究竟是哪一種蜱蟲搬運哪一種病原體。

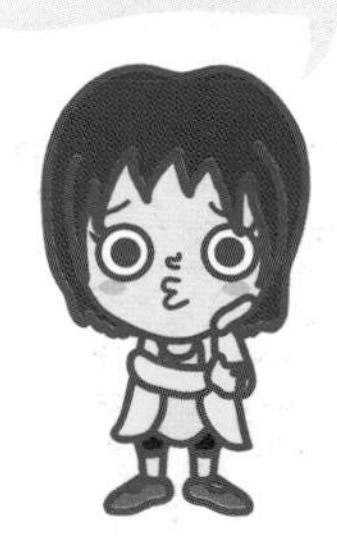

狂犬病

狂犬病病毒

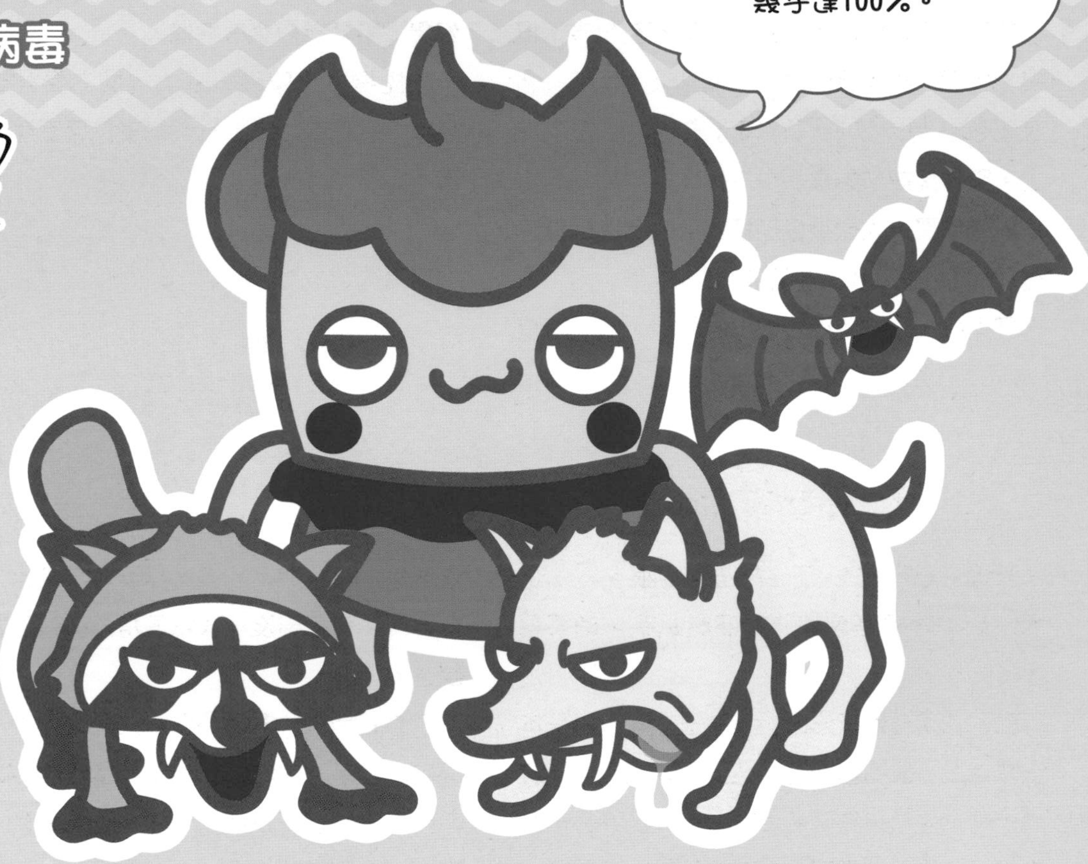

狗以外的動物也是傳染媒介!
狂犬病患者發病後的致死率
幾乎達100%。

▶▶ 我是造成可怕狂犬病的狂犬病病毒。一旦被患有狂犬病的狗等動物齧咬或抓傷，人類也可能感染狂犬病。

▶▶ 感染狂犬病後，出現怕水、怕風吹等獨特症狀。人類也會有相同症狀。

病原體種類

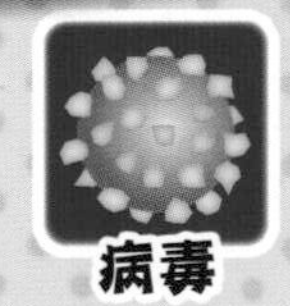

病毒

潛伏期	1～2個月
疫苗	狂犬病疫苗
危險度	☠☠☠☠☠
主要症狀	頭痛、發燒、怕水、怕風、幻覺、分泌大量唾液・淚水・汗水、全身麻痺、呼吸困難
需特別留意的地區	日本、澳洲、英國、北歐以外的國家

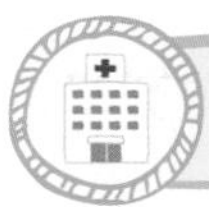

狂犬病是什麼樣的疾病？

我是狂犬病病毒。目前我已經不在日本，但其他各國仍然有我的蹤跡。聽到狂犬病這個名稱，或許有人以為只有狗才會感染，但事實上，貓、浣熊、蝙蝠等動物都是感染對象，當然人類也是。人類被感染狂犬病病毒的動物咬傷或抓傷，我便趁機從傷口進入人類體內。

狂犬病的主要特徵是怕水和怕風，此外還有幻覺，不斷流口水等症狀。

我先提醒大家喔，狂犬病患者發病後的致死率幾乎達100%，狂犬病就是這麼可怕的疾病。

感染狂犬病的狗會口吐白沫，
而白沫裡有大量病毒！

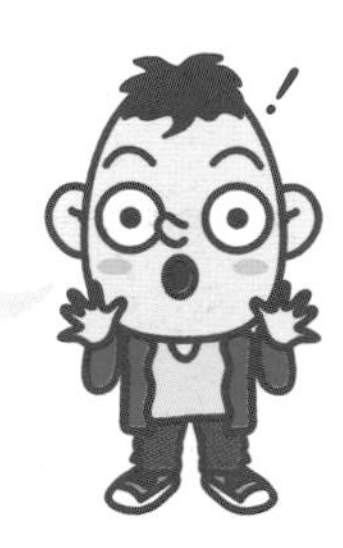

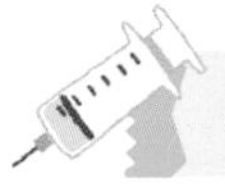

有什麼預防方式和治療方法？

我最喜歡動物，狗、狐狸、野狼、貓、浣熊、蝙蝠等都是會帶著我四處趴趴走的好幫手。

但近來我已經無法繼續待在日本，因為日本法律規定，養狗當寵物的飼主必須前往相關機構登記，並且幫狗施打預防針。除此之外，政府相關單位也相當用心在捕捉流浪狗。不過，沒關係，日本待不下去，我還能在其他國家生存。只要有我出沒，大家得格外小心別被動物咬了。

感染狂犬病，最終都會病發身亡。唯一能保護自己的方法，就是出國前，或者遭到疑似患有狂犬病的動物咬傷時，要盡快前往醫療院所施打狂犬病疫苗。

想更了解這種感染症！

日本的狂犬病歷史

日本曾經在江戶時代爆發過一次狂犬病大流行。根據1950年制訂的狂犬病預防法，飼養寵物狗的飼主必須前往相關機構登記，並且定期幫寵物狗施打疫苗，因此自1957年後，日本的狂犬病發生率逐漸趨近於零。然而國外依舊有不少狂犬病病例，像是1970年在尼泊爾、2006年在菲律賓，都有日本人因被狗咬傷而死於狂犬病。

瘧疾

瘧原蟲

把你們全都變成
瘧原蟲！

全世界1年內有將近
2億人感染瘧疾！

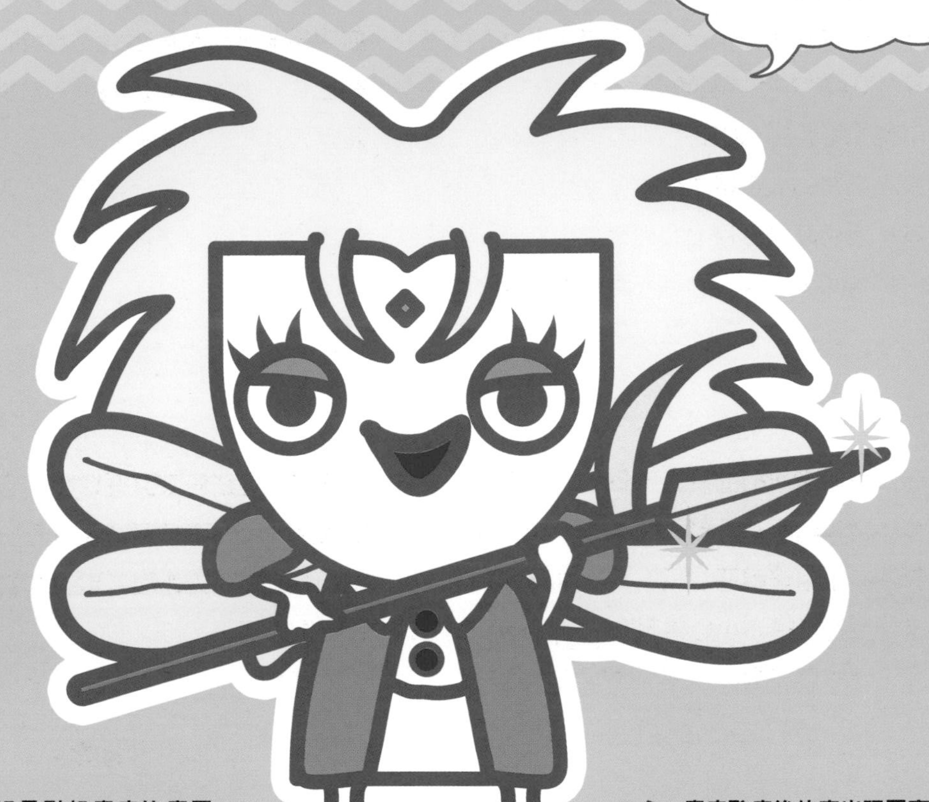

本小姐是引起瘧疾的瘧原蟲，平時寄生在熱帶・副熱帶地區的瘧蚊身上，牠們是本小姐的最佳傳播媒介。

瘧疾發病後依序出現惡寒、顫抖、高燒、出汗等症狀，死於瘧疾的人也不在少數。若感染的是惡性瘧，情況可能更加危險。

病原體種類

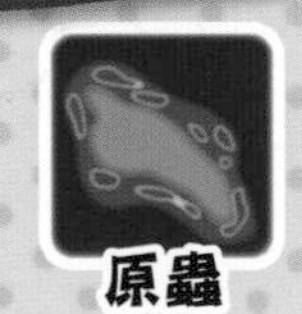

原蟲

潛伏期	10～15天（惡性瘧） 2星期～數個月（其他種類的瘧疾）
疫苗	沒有
危險度	💀💀💀💀（4/5）

主要症狀	惡寒、顫抖、高燒
需特別留意的年齡層	熱帶、副熱帶地區

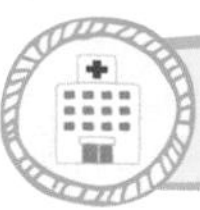

瘧疾是什麼樣的疾病？

本小姐是瘧原蟲，既不是細菌，也不是病毒，是一種名為原生蟲的微生物。平時寄生在熱帶・副熱帶地區的瘧蚊身上，只有被瘧蚊（有瘧原蟲寄生）叮咬的人才會感染瘧疾，這種疾病不會由人直接傳染給人。

本小姐引起的瘧疾症狀比較特殊，主要有惡寒、顫抖和發高燒，而且一度緩解後還會再次捲土重來。病情加重時，可能出現意識昏迷、血液循環系統衰竭等情況，造成不少感染者命在旦夕。目前以非洲為主，全世界在1年內有將近2億人感染瘧疾。

另一方面，瘧疾分成四種類型，其中感染惡性瘧患者最容易演變成重症。

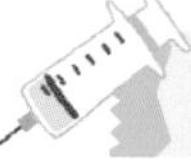

有什麼預防方式和治療方法？

瘧疾是非常可怕的疾病，難怪人類想盡辦法要預防被蚊蟲叮咬，但人類所做的每件防範工作都是本小姐最厭惡的。人類那種將皮膚遮蓋起來的打扮，讓本小姐看不順眼，因為帶著我四處奔波的瘧蚊根本沒辦法輕鬆咬一口。

有些人前往瘧疾流行地區會自行攜帶治療瘧疾的藥物，但部分藥物其實對我無效，部分藥物還可能引發副作用，建議大家最好確實詢問過醫生再服用。

罹患瘧疾時，最重要的是及早治療！
感染後請立即就醫。

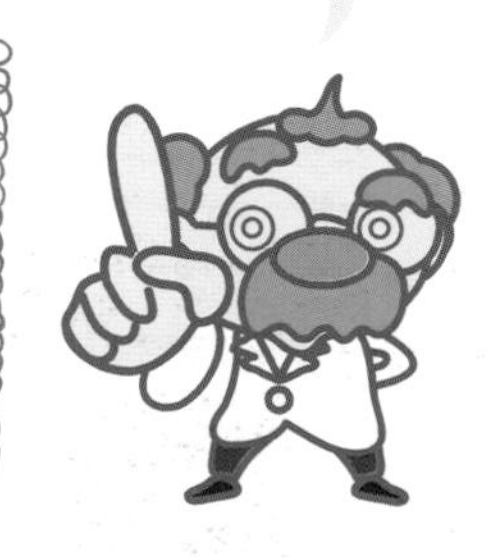

我的夥伴

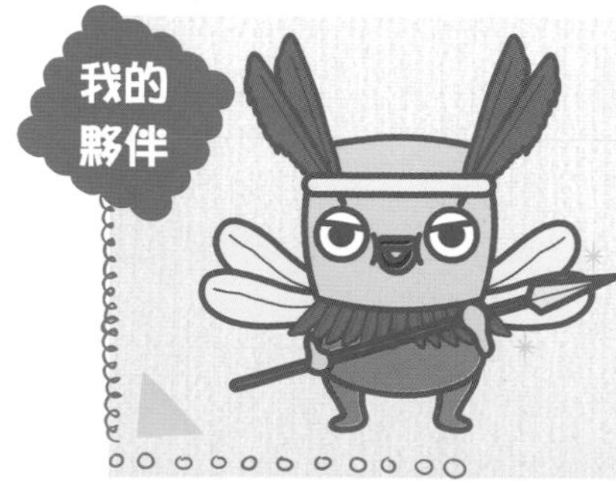

西尼羅熱

西尼羅病毒

烏鴉等鳥類是西尼羅病毒的主要宿主。蚊子叮咬帶有病毒的鳥而遭到感染，帶有病毒的病媒蚊再叮咬人類使其感染西尼羅熱。主要症狀包含發燒、頭痛、肌肉痛等。日本國內沒有感染西尼羅病毒的病媒蚊，但曾經有自美國返鄉的國人罹患西尼羅熱。

鼠疫

鼠疫桿菌

我所引起的鼠疫，在過去被稱為黑死病，是一種令人聞風喪膽的感染症。

▶▶ 引起鼠疫的細菌是我－鼠疫桿菌。我的好朋友老鼠經常帶著我四處趴趴走。

中世紀的歐洲曾經爆發過一次鼠疫大流行！

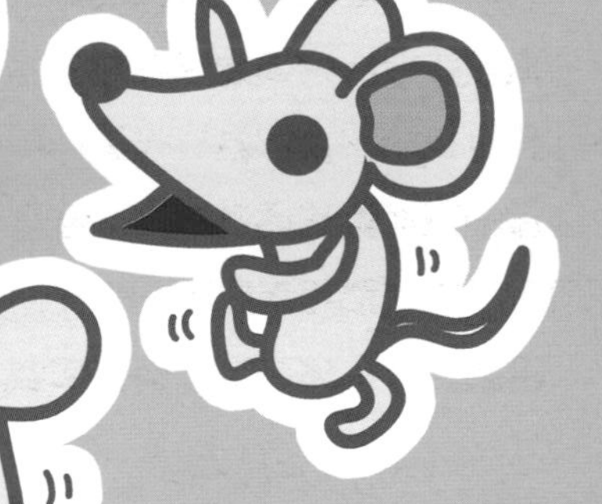

▶▶ 跳蚤吸了感染原老鼠的血，然後叮咬人類使其感染鼠疫。

病原體種類

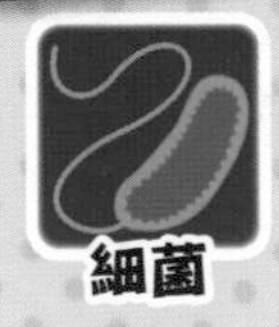

潛伏期	2～6天
疫苗	鼠疫疫苗
危險度	☠☠☠☠☠
主要症狀	高燒、頭痛、惡寒、淋巴腺腫大・疼痛
需特別留意的地區	非洲、東南亞、中國、南美北部

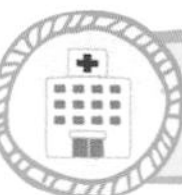

鼠疫是什麼樣的疾病？

我原本是一種只以老鼠為對象的細菌，沒想到跳蚤吸了病原攜帶者老鼠的血後又叮咬人類，我才會趁機跑進人類體內。

鼠疫的主要症狀有高燒、惡寒、頭痛、淋巴腺腫大且疼痛。若不及時接受治療，可能會有生命危險。

我從很久以前就存在於世界上，曾經在中世紀的歐洲造成鼠疫大流行，當時有數千萬人喪命。鼠疫發病時，全身因皮膚內出血而呈紫黑色，因此鼠疫也被稱為黑死病，在當初是一種相當可怕的疾病。

鼠疫分成三種類型，
這裡介紹的是腺鼠疫。

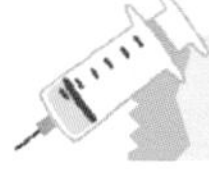

有什麼預防方式和治療方法？

老鼠是帶著我四處移動的好朋友。以前的衛生環境不佳，人類居住的地方有許多老鼠，因此我才有機會大肆為非作歹，不像現在，乾淨整潔的環境讓我逐漸失去大展身手的機會。好懷念以前那種和老鼠們又跳又唱的日子……。

除此之外，醫學進步也是導致我不再活躍的原因之一。自從有了治療鼠疫的藥物，只要感染者能及早接受治療，就能大幅降低死亡率。

不過別忘了，這世界上還有許多容得下我的地方，建議大家出國前，最好事先確認一下那個地方是否還有我的蹤跡。

《吹笛人》講的就是有關鼠疫的故事。

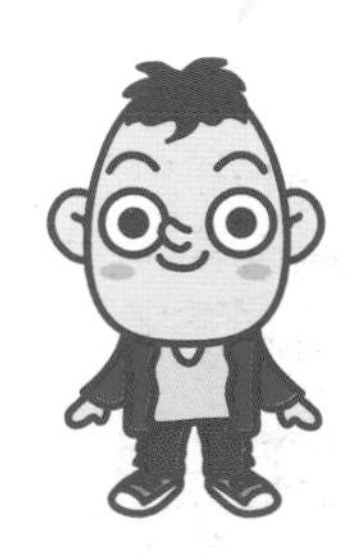

我的夥伴

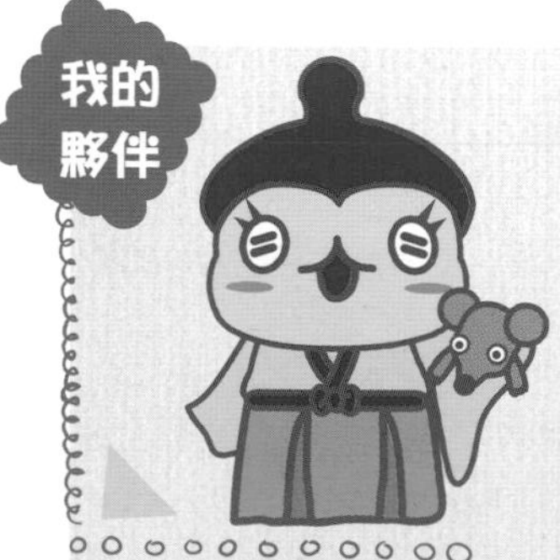

漢他病毒感染症

漢他病毒

漢他病毒跟我一樣，都以老鼠為傳播媒介。漢他病毒的名字源自於韓國的漢灘江。漢他病毒引起漢他病毒感染症，分為造成腎臟嚴重受損的漢他病毒出血熱，以及肺臟嚴重受損的漢他病毒肺症候群兩種。

禽流感

H5N1型禽流感病毒等

人類十分擔心我再度變異成其他新型流感！

人類也會感染禽流感病毒！

▶▶ 我是H5N1型禽流感病毒，專門引起禽流感。除了鳥類以外，人類也會感染。

▶▶ 禽流感發病後，死亡率高達5成。

病原體種類

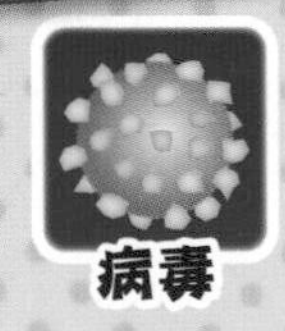

病毒

潛伏期	2～7天
疫苗	大流行前疫苗
危險度	💀💀💀💀💀
主要症狀	發燒、咳嗽、肌肉痛、腹瀉、肺炎、器官衰竭
需特別留意的年齡層	10～20歲

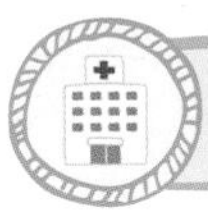

禽流感是什麼樣的疾病？

如我的名字所示，我是一種以鳥類為對象的流行性病毒。感染禽流感病毒的雞，往往必死無疑。「那是雞的事，和我一點關係都沒有」是誰有這種想法呢？難道你們忘記了，流行性病毒最厲害的絕招就是變身。我偶爾會產生變異，除了感染鳥類，連人類我也不放過！我曾經在東南亞和非洲地區，成功侵入人類體內。禽流感發病後，死亡率高達5成，尤其10～20歲的感染者容易演變成重症。

雖然我現在無法讓人類直接傳染給人類，但等我下次再次產生變異，我肯定將整個世界鬧得天翻地覆。

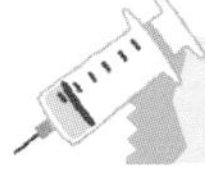

有什麼預防方式和治療方法？

候鳥等野鳥是協助搬運我的好幫手，所以在機場或港口攔截我是沒有用的。

雞隻遭到病毒感染，必須立即全數撲滅。人類為了防範我再次變身成新型流感病毒，隨時準備好大流行前疫苗。看來為了阻止我入侵，人類真的下了不少功夫。

話說回來，我可能有點雞婆，但還是想給大家一點忠告。絕對不要觸摸帶有病原的鳥類屍體或排泄物，前往禽流感盛行的國家旅遊時，千萬不要靠近野鳥或寵物鳥，這是保護自己的最佳方法。

想更了解這種感染症！

其他的禽流感病毒

禽流感病毒除了H5N1型之外，還有H7N9型。H7N9型致死率比H5N1型低，但中國似乎有不少人感染H7N9型禽流感。這種類型的病毒十分適應人類的體溫，因此才在無形中提高人類感染病毒的機率。

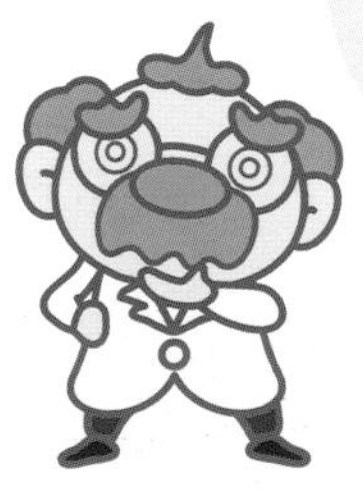

一想到人類傳染給人類，
就不禁心裡發毛。

免疫系統Q版人物一覽表

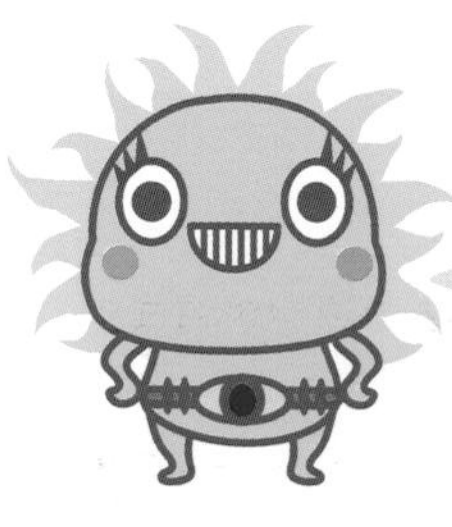

流行性感冒

流行性感冒病毒

▹每年冬季是流行性感冒的流行高峰。

→p.14

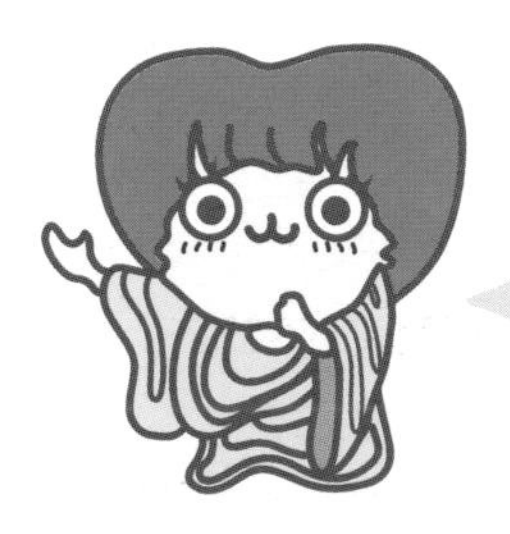

德國麻疹

德國麻疹病毒

▹長出紅色小疹子。

▹孕婦要特別留意。

→p.16

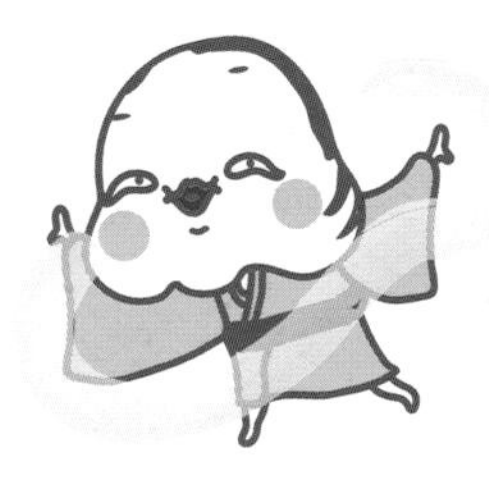

流行性腮腺炎

腮腺炎病毒

▹臉頰腫脹。

▹可能有永久神經性耳聾的問題。

→p.18

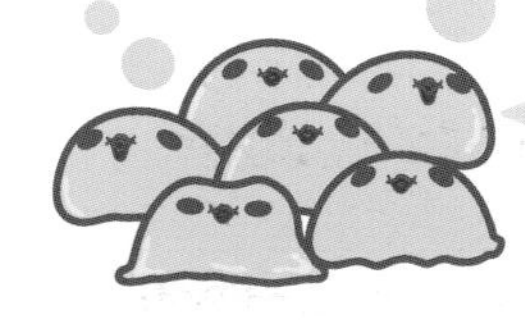

水痘

水痘帶狀皰疹病毒

▹水疱長滿全身。

→p.20

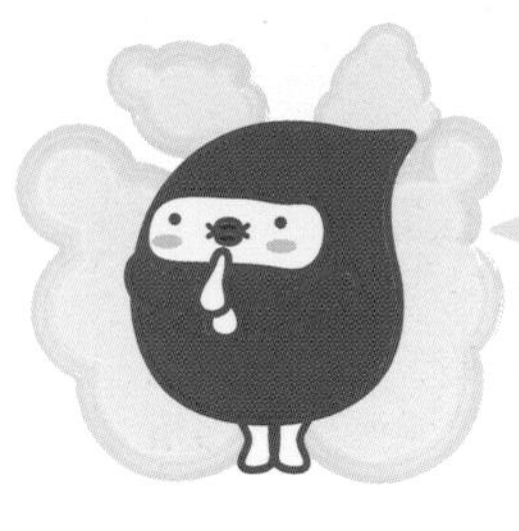

呼吸道融合病毒感染症

呼吸道融合病毒

▹同一個人可能重複感染，重複發病。

→p.22

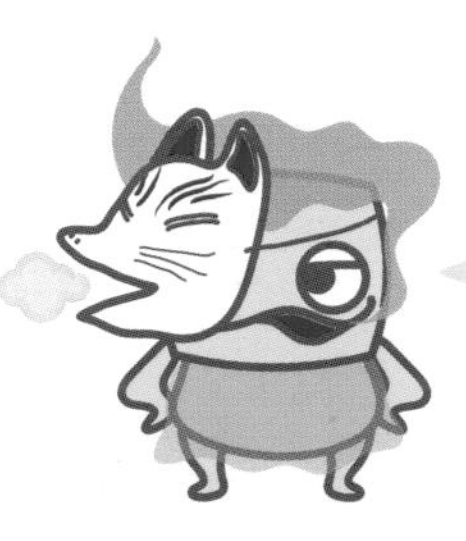

黴漿菌肺炎

黴漿菌

▹頓音型咳嗽長達數個月。

→p.24

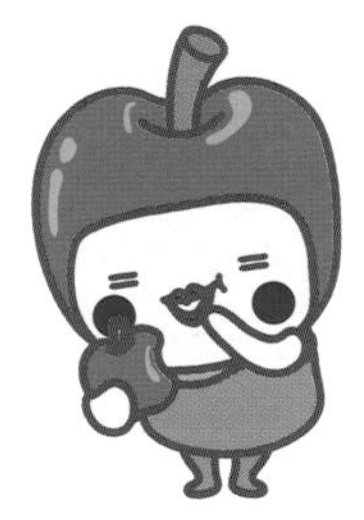

傳染性紅斑症（蘋果症）

微小病毒B19

▹臉頰像蘋果一樣紅通通。

→p.26

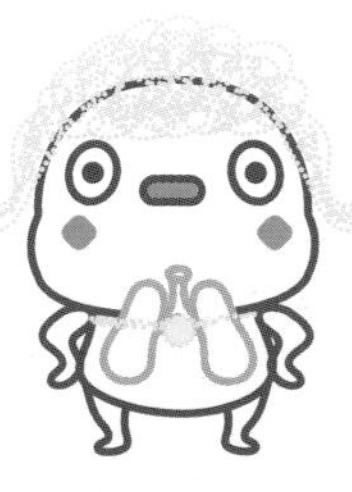

結核病

結核桿菌

▹過去是令人害怕的國民病。

→p.28

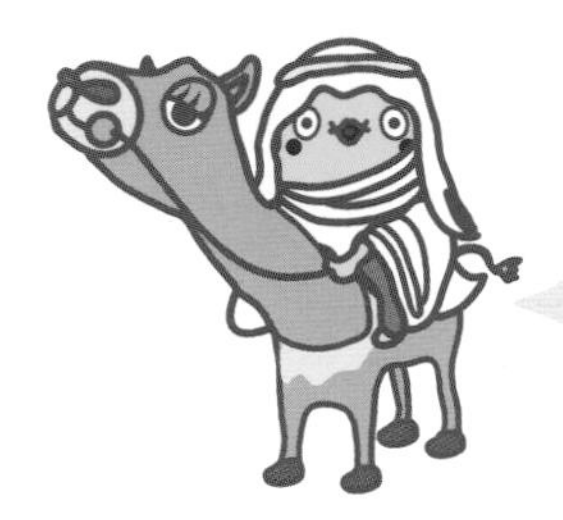

MERS（中東呼吸症候群冠狀病毒感染症）

中東呼吸症候群冠狀病毒

▷發源自中東地區。

▷可能引起嚴重的肺炎。

→p.30

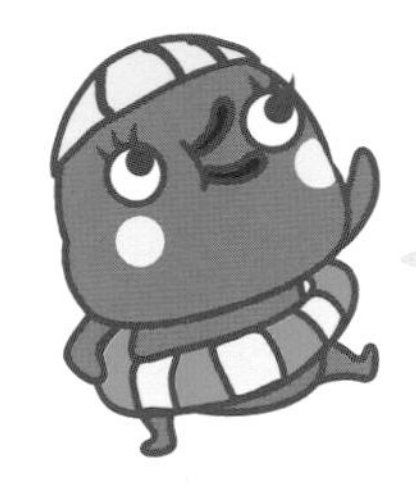

咽結膜熱

腺病毒

▷過去曾在游泳池中造成大流行。

→p.40

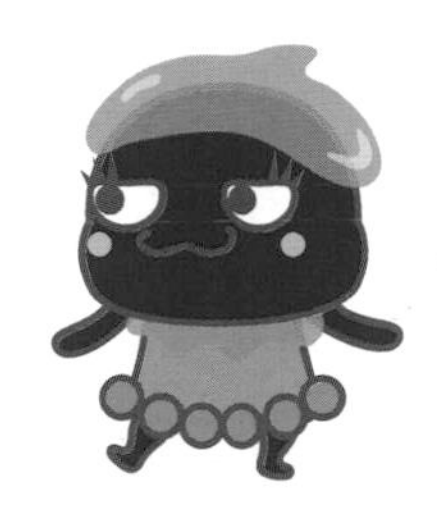

A群鏈球菌感染症

A群鏈球菌

▷症狀依感染部位而有所不同。

→p.32

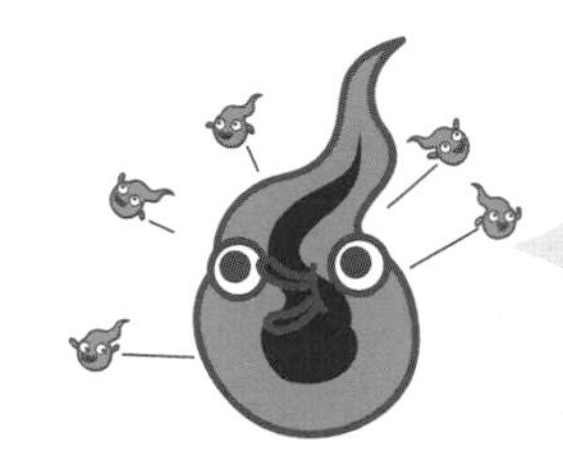

傳染性膿痂疹

金黃色葡萄球菌等

▷症狀如火星般四處蔓延。

→p.42

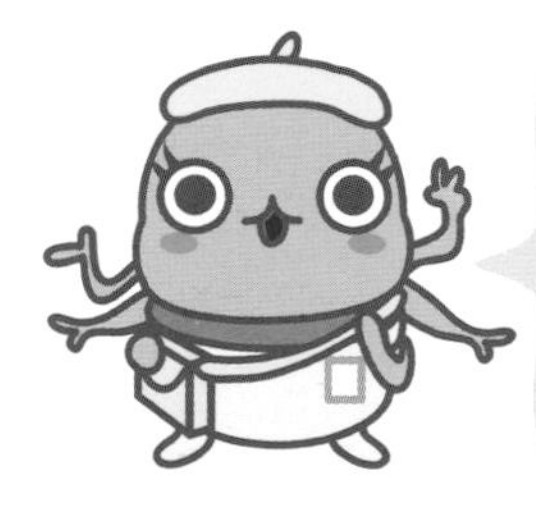

頭蝨

頭蝨

▷頭蝨在頭皮上吸血，造成搔癢。

→p.36

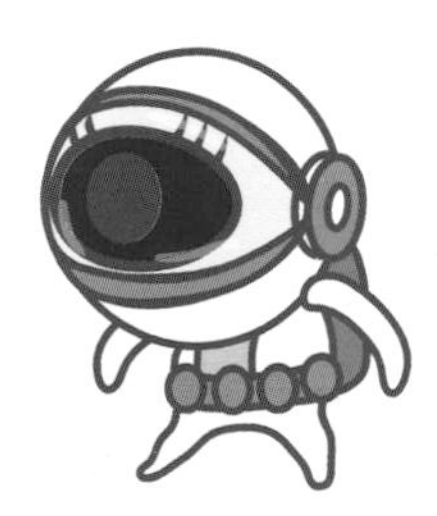

急性出血性結膜炎

腸病毒等

▷眼睛充血、疼痛，覺得不舒服。

→p.44

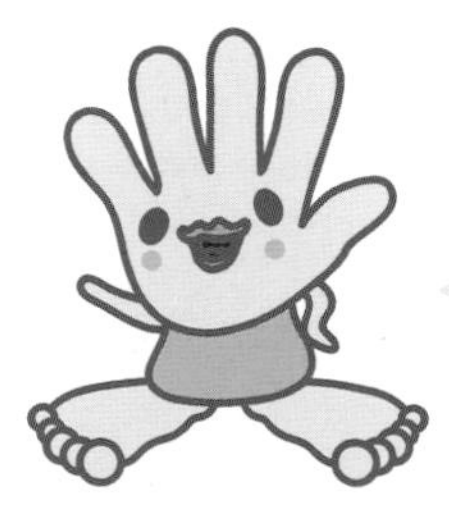

手足口病

克沙奇病毒等

▷手、腳、口腔內長出類似水疱的疹子。

→p.38

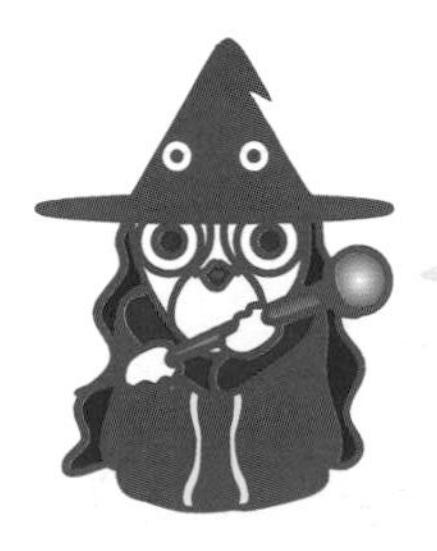

愛滋病（後天免疫缺乏症候群）

人類免疫不全病毒

▷免疫力降低，引起伺機性感染。

→p.46

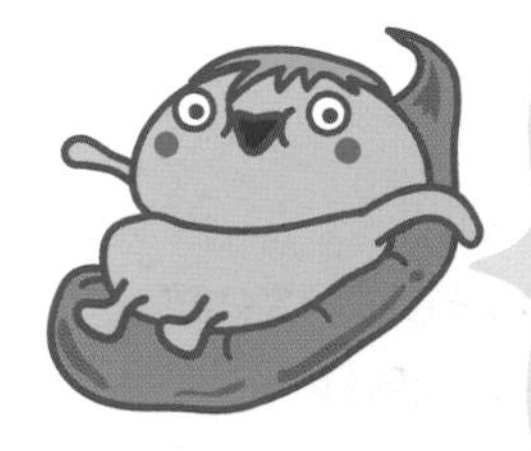

小兒麻痺（急性脊髓灰白質炎）

小兒麻痺病毒

▹偶爾會有手腳麻痺的後遺症，但機率不高。

→p.48

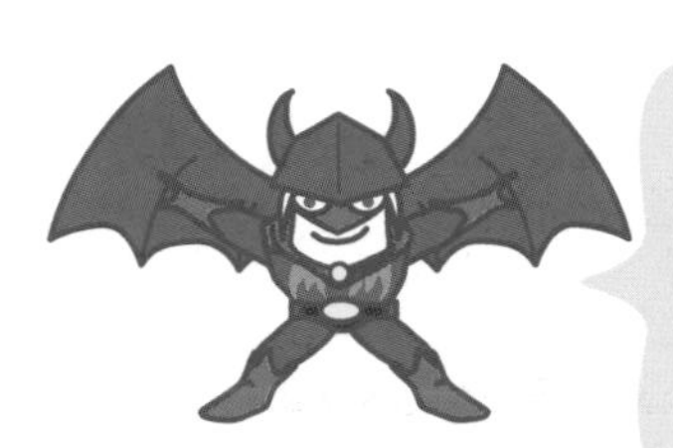

伊波拉病毒感染症

伊波拉病毒

▹出現發燒、嘔吐、出血等症狀。

→p.50

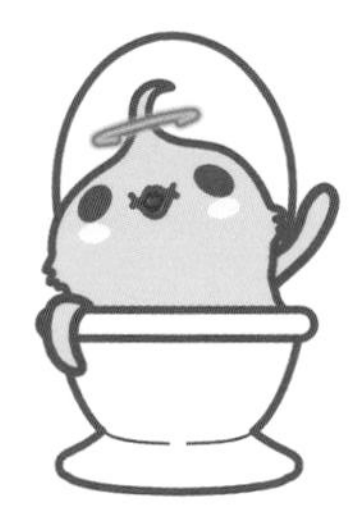

諾羅病毒感染症

諾羅病毒

▹病原體存在於雙枚貝類中。

▹容易造成群聚感染。

→p.54

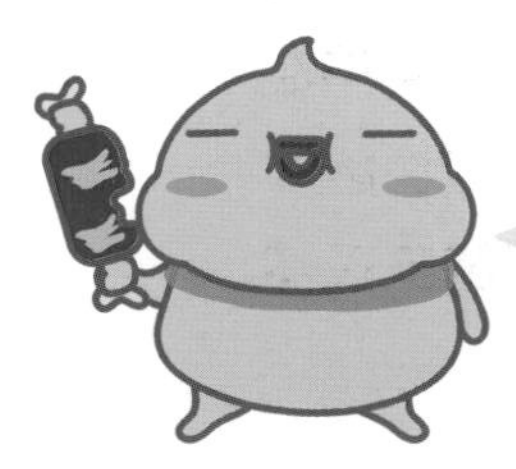

腸道出血性大腸桿菌感染症

O157等

▹病原體存在於半生不熟的肉類中。

→p.56

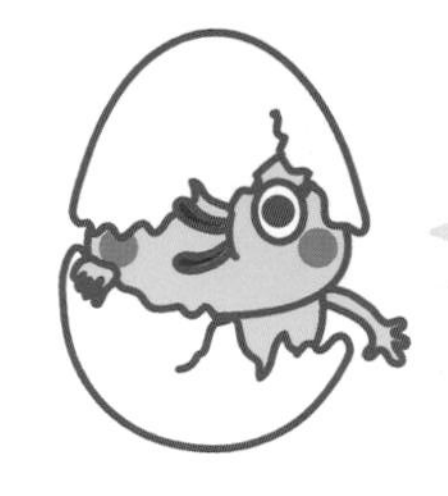

沙門氏桿菌感染症

沙門氏桿菌

▹各種動物都可能是感染源。

→p.58

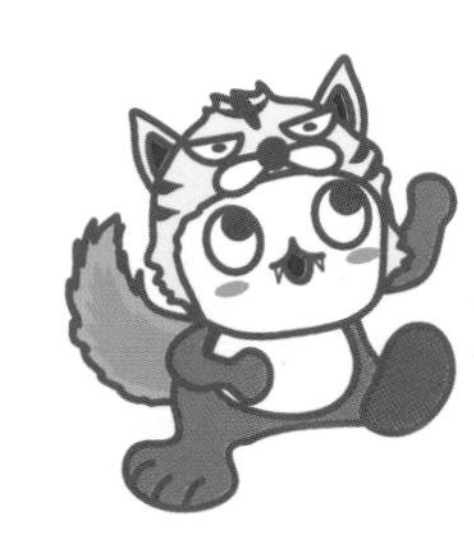

霍亂

霍亂弧菌

▹主要有嚴重的腹瀉和嘔吐症狀。

▹獨特的眼窩凹陷症狀。

→p.60

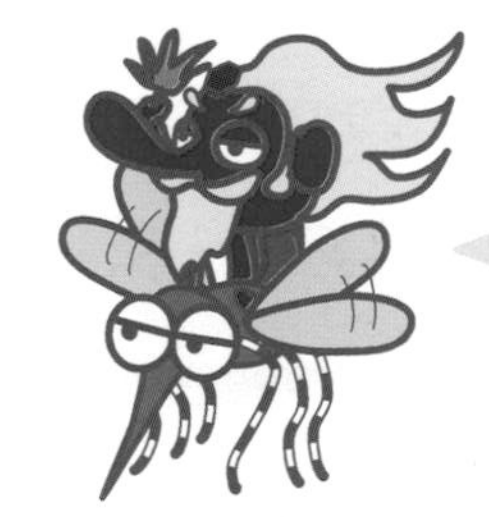

登革熱

登革熱病毒

▹被白線斑蚊等蚊子叮咬會感染登革熱。

→p.64

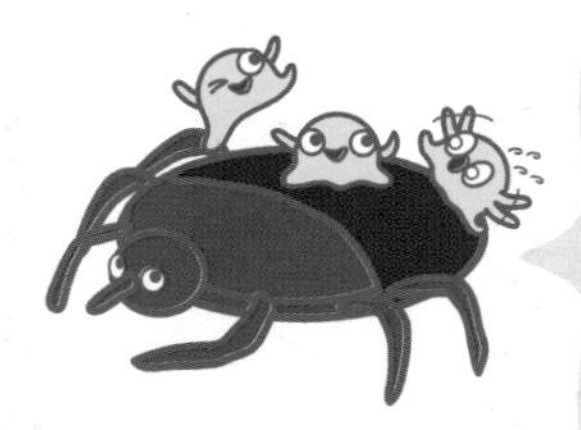

發熱伴血小板減少綜合症（SFTS）

發熱伴血小板減少綜合症病毒（SFTSV）

▹蜱蟲負責搬運病原體。

→p.66

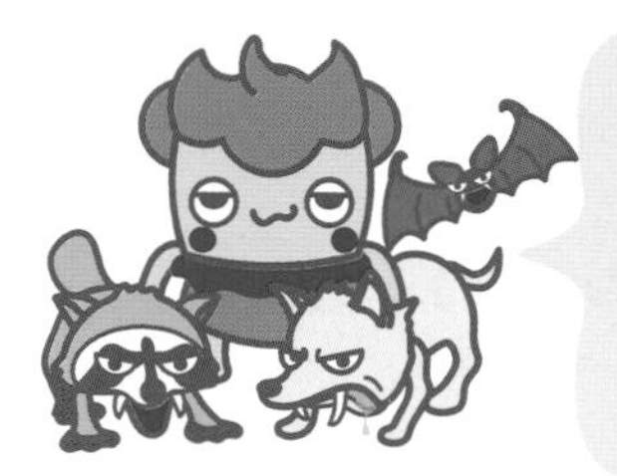

狂犬病

狂犬病病毒

▹經由狗等動物傳染。

▹怕水和怕風。

→p.68

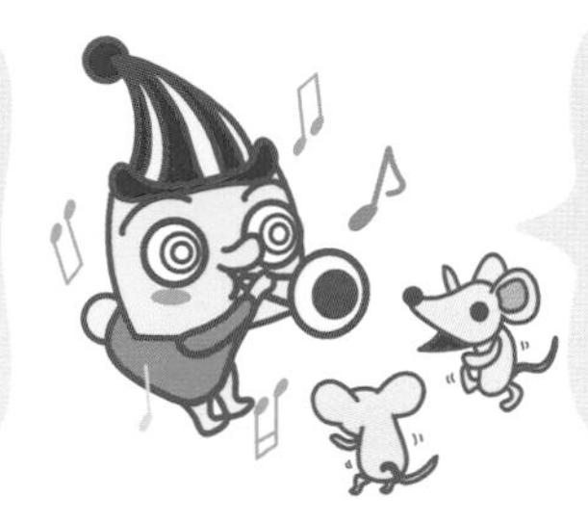

鼠疫

鼠疫桿菌

▹老鼠和跳蚤負責搬運病原體。

▹過去被稱為黑死病。

→p.72

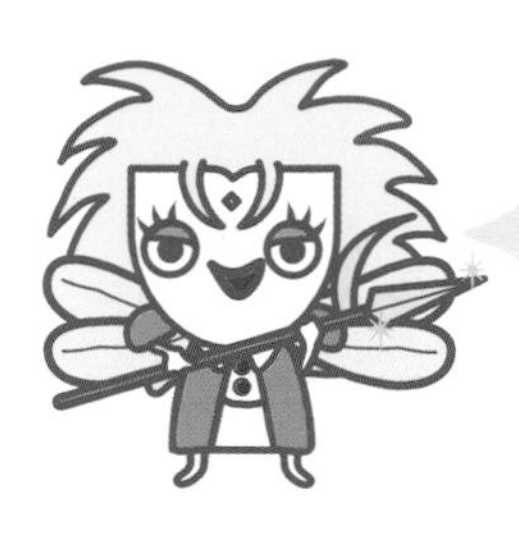

瘧疾

瘧原蟲

▹被瘧蚊等蚊子叮咬而引起瘧疾。

→p.70

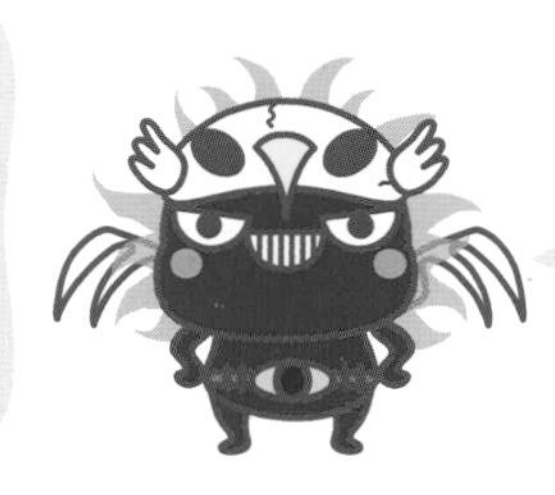

禽流感

H5N1型禽流感病毒等

▹禽流感病毒不僅感染鳥類，也感染人類。

→p.74

小心各種感染症！

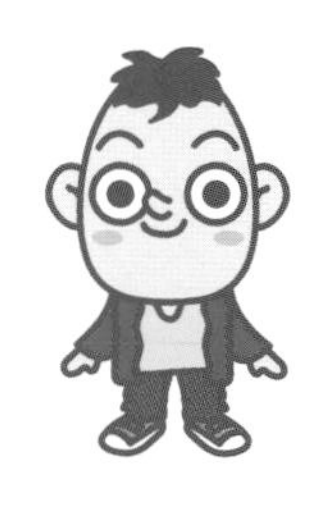

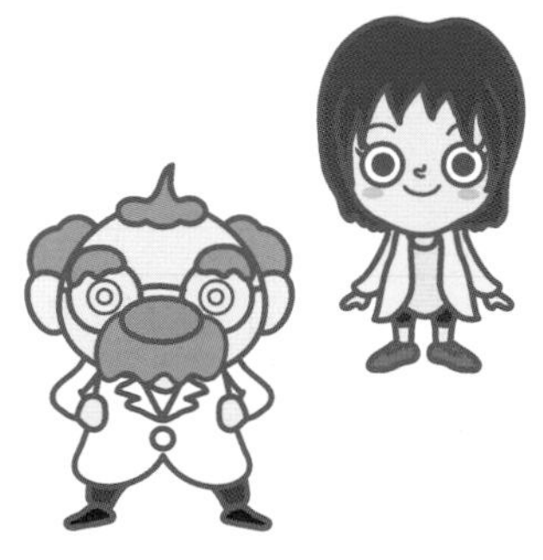

在守護大神博士的介紹下，完太和治代學習到許多關於感染症的知識。兩人也透過各種病原體的自我介紹，對感染症有了更進一步的認識。希望大家也能從中學習正確知識，並且小心保護自己不受感染症的攻擊。

監修

岡田晴恵（Okada Harue）

白鷗大學教育學系教授
曾任日本國立感染症研究所研究員　醫學博士
專門領域為免疫學、感染症學。並持續研究如何預防學校流行的感染症以及對策。著作有『人類 vs 感染症』（岩波Junior新書 出版）、『揭穿傳染病祕密的繪本』（原名：うつる病気の秘密がわかる絵本）（Poplar社 出版）。監修書籍有『抗菌免疫小圖鑑』（原名：病気をふせぐしくみがよくわかる！からだの免疫キャラクター図鑑）（日本圖書中心 出版）等。

插畫

いとうみつる（Ito Mitsuru）

原先從事廣告設計，後來轉換跑道，成為專職插畫家。擅長創作溫馨之中又帶有「輕鬆詼諧」感的插畫角色。

TITLE

對抗病毒小圖鑑

STAFF

出版	瑞昇文化事業股份有限公司
監修	岡田晴恵
插畫	いとうみつる
譯者	龔亭芬
總編輯	郭湘齡
文字編輯	徐承義　蕭妤秦　張聿雯
美術編輯	許菩真
排版	執筆者設計工作室
製版	明宏彩色照相製版股份有限公司
印刷	桂林彩色印刷股份有限公司
法律顧問	立勤國際法律事務所　黃沛聲律師
戶名	瑞昇文化事業股份有限公司
劃撥帳號	19598343
地址	新北市中和區景平路464巷2弄1-4號
電話	(02)2945-3191
傳真	(02)2945-3190
網址	www.rising-books.com.tw
Mail	deepblue@rising-books.com.tw
初版日期	2020年6月
定價	300元

ORIGINAL JAPANESE EDITION STAFF

本文テキスト	大井直子
デザイン・編集・制作	ジーグレイプ株式会社
企画・編集	株式会社日本図書センター

國家圖書館出版品預行編目資料

對抗病毒小圖鑑 / 岡田晴恵監修；いとうみつる插畫；龔亭芬譯. -- 初版. -- 新北市：瑞昇文化, 2020.06
84面；19x21公分
譯自：感染症 キャラクター図鑑
ISBN 978-986-401-416-3(平裝)

1.病毒性感染疾病 2.通俗作品

415.23　　109005799